堀田 力／藤本武司
森本清美／佐藤卓利［著］

生き方は 自分で決める、そして 逝き方も

―医療・介護・地域を見直す―

立命館大学社会システム研究所［編］

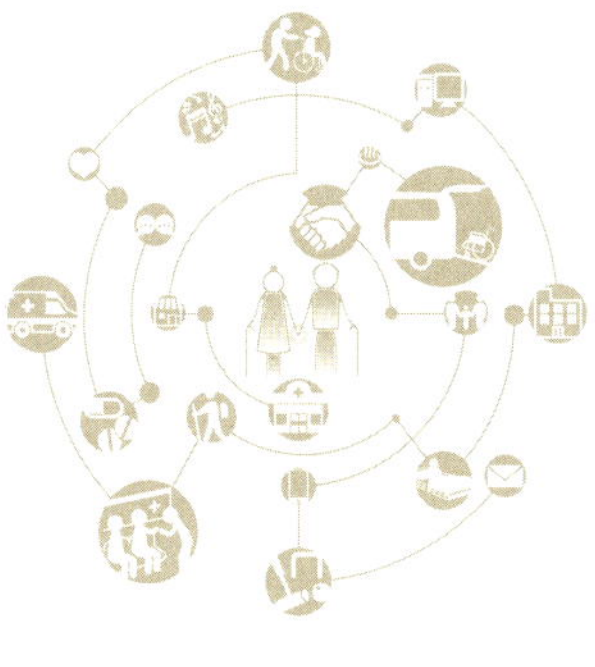

晃洋書房

はしがき

本書は、二〇一七年一一月一五日に開催された立命館大学社会システム研究所主催の公開学術シンポジウム「地域づくりのビジョンと行動——医療と介護をめぐる住民・事業者・行政の役割を考える——」の記録です。それに加えて、会場の参加者から頂戴した三つの質問に対する回答を後日、報告者の堀田力さん、藤本武司さん、森本清美さんからいただきましたので、それらをコラムとして掲載しました（一七〇人の参加者から六四件の質問を頂戴しましたが、ページ数の制約から三つに絞らせていただきました）。さらに森本さんからは、認知症の方を地域で支えた事例について、あらためてレポートをいただきましたので、それをコラムとして掲載しました。

また、佐藤卓利が京都自治体問題研究所の会報「くらしと自治・京都」に掲載したエッセーからこのシンポジウムのテーマに関連する五編を若干語句を改めたうえで加えました。三人の専門家のお話とともに、地域住民・介護の当事者としての経験をお伝えすることで、本書がより親しみのあるものとして多くのみなさまに読んでいただければ幸いです。

このシンポジウムの問題意識は、そのタイトルが示すように、地域に暮らす人々が、医療や介護に従事する専門家と自治体で医療や介護に関わる仕事をしている担当者から支援を受け、あるいはより積極的に彼ら・彼女らから専門的知識と技能を引き出すことで、よりよい生活・人生を全うするための条件をどのように作っていくか、そのことを参加者とともに考えるということでした。本書のタイトルをあえて「生き方は自分で決める、そして逝き方も――医療・介護・地域を見直す――」としたのは、その意図をより強くメッセージとしてお伝えしたいとの思いからです。

当初から、シンポジウムの記録は出版したいと考えていましたが、出版という事業がなかなか厳しく、大変な熱意と労力を必要とすることが改めてよくわかりました。晃洋書房編集部の山本博子さんには、大変お世話になりました。また当日、司会進行を勤めていただいた立命館大学BKCリサーチオフィスの山本勉担当課長、報告者との連絡やシンポジウムの記録等さまざまな実務を担っていただいたBKCリサーチオフィス職員の上杉英梨子さんほかスタッフのみなさん、ありがとうございました。

シンポジウムの最中に、自動火災報知機の誤作動というハプニングがあり、報告者やご来場いただいた地域のみなさまには、大変ご迷惑をおかけしました。あらためてお詫び申し上げます。本当に誤作動でよかったと思います。堀田力さんはじめ報告者のみなさま・来場者のみなさまの冷静な行動のおかげで、三〇分の中断はありましたが、内容の濃いシンポジウムが開催できました。主催者を代表して心から感謝申し上げます。

佐藤卓利

二〇一八年六月

目　次

開会挨拶

立命館大学社会システム研究所 所長　佐藤卓利

司会　一三時になりましたので、ただ今より、立命館大学社会システム研究所が主催します公開学術シンポジウムを開催させていただきます。本日は、お忙しいところお足をお運びいただきまして、ありがとうございます。まず始めに、立命館大学社会システム研究所の所長、経済学部教授の佐藤からご挨拶をさせていただきます。

佐藤　皆さん、こんにちは。立命館大学社会システム研究所の所長を務めております佐藤卓利と申します。本日の二〇一七年度の公開学術シンポジウム「地域づくりのビジョンと行動――医療と介護をめぐる住民・事業者・行政の役割を考える――」の開催にあたりまして、ひと言ご挨拶をさせていただきます。

一九九八年に、私が所属します経済学部と、それから経営学部が、京都・衣笠キャンパスからこのびわこ・くさつキャンパスに移って来ました。それと同時に、このシンポジウムを主催させていただきます社会システム研究所も設置され、経済学や経営学だけでなく、広く社会、政治、

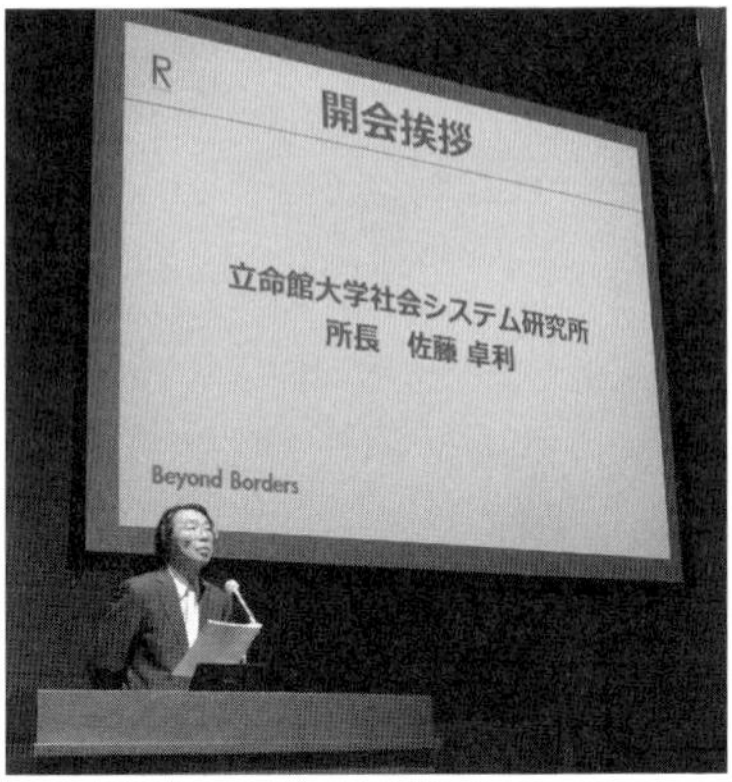
開会挨拶
立命館大学社会システム研究所
所長　佐藤 卓利
Beyond Borders
佐藤卓利氏.

産業等を含めた総合的な社会科学の研究機関として、活動してまいりました。その社会システム研究所の年間の事業計画の一つの大きな柱が、この公開学術シンポジウムです。

　これは、単なる研究ということではなくて、その研究の成果を学内はもとよりできるだけ学外の方々にも広く知っていただこうという、そういう趣旨で毎年開催してきました。近年は、特に公開学術シンポジウムのテーマとしては、地域ということを意識して、地域経済や地域産業をテーマとした公開学術シンポジウムの開催をしてきたところです。

　今回は、その地域を、医療や介護という視点から改めて考えてみようということで、「地域づくりのビジョンと行動――医療と介護をめぐる住民・事業者・行政の役割を考える――」というテーマを設定しました。私たちが日々暮らすこの滋賀県草津市の中で、どういう地域づくりが今後の私たち自身の生活を見通す上で必要なのかということを皆さんと一緒に考える機会にしたいと思って、この企画を考えたわけです。その際、私が長年懇意にさせていただいている草津市の長寿いきがい課のスタッフの皆さんに相談しました。

　医療と介護という視点から地域づくりを考えて、全国的な状況を語っていただけるのに一番相応しい方はどなたかとお聞きしたら、今日、お出でいただきました堀田力先生のお名前が真っ先に挙がりました。さっそく、先生のさわやか福祉財団の事務局に電話をして、先生のスケジュールを確かめて、今日、一一月一五日、この学術シンポジウムの基調講演をいただくことになりました。

せっかく堀田先生に来ていただくのですから、全国的な状況を聞かせていただくだけではなくて、私たち地元の状況も出し合って、地元の皆さんと一緒に、地域づくりのビジョンと行動というものを考えていきたいと思い、滋賀県の健康医療福祉部長の藤本武司さんと、それから、地元草津市で指定居宅介護支援事業所きららの所長をされている森本清美さんにお願いして、今日、パネラーとして来ていただいています。二人の方にご報告をしていただいて、その後、皆さんと一緒に地域づくりのビジョンと行動について討論できたらいいなと思います。

基調講演

「最後まで自宅で暮らすための医療と介護 ～住民は何を心掛けるべきか～」

公益財団法人さわやか福祉財団 会長／弁護士 堀田 力

司会 そうしましたら、まず始めに、今、佐藤のほうからもお話がありました、堀田力先生からの基調講演でございます。簡単に堀田先生のご略歴をご説明させていただきます。

堀田先生は、一九三四年に京都府でお生まれになりました。したがって、現在、八三歳でございます。大変ご高齢ですけれども、全国各地をこういった講演で回っておられまして、非常にお元気でいらっしゃいます。京都大学を卒業されて、その後、検事になられまして、皆さんもご存知かもしれませんが、一九七六年に東京地検の検事として、ロッキード事件を担当されました。ロッキード事件も、今からもう四〇年ほど前になりますので、記憶にある方、ない方、さまざまかと思いますが、非常に有名な事件でした。

その後、退官された後、弁護士登録をされまして、さわやか法律事務所、それからさわやか福

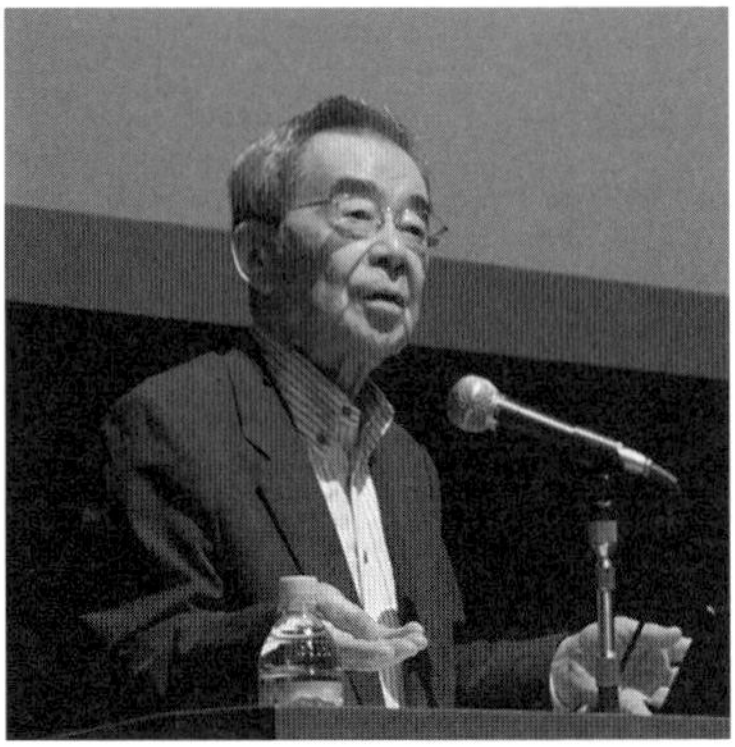

堀田力氏.

祉推進センターを開設されました。そして現在は、にっぽん子育て応援団長とか、高齢社会ＮＧＯ連携協議会の共同代表、あるいは、厚生労働省の高齢者介護研究会座長とか、ちょっと変わったところでは、日本プロサッカーリーグの裁定委員会の委員長、こうしたお仕事に就かれておられます。さまざまな著書等もございますので、皆さんお読みになった方もおられるかもしれません。本日は幅広い全国レベルのお話をたくさんお聞かせいただけるかと思います。そうしましたら、堀田先生、よろしくお願いいたします。

堀田　ありがとうございます。皆さん、こんにちは。社会的に非常にユニークな角度から、発信されております立命館大学の社会システム研究所にお招きいただきまして、プレゼンテーションさせていただきますことを大変光栄に思っております。

本日のテーマでありますま地域づくりについて、そのビジョンが何であり、我々はどう行動すればいいのか、大きな流れをプレゼンテーションさせていただければと思っております。皆さん方のハートの中に、課題とすべき行動を落としていただければ嬉しいと思っております。

心を支える助け合い活動をはじめて二六年

私は一九九一年に検事を辞めまして、ボランティアの世界に入り、助け合いを広めるということで二六年間、全国に訴えかけてきております。ただ助け合いを広めるというだけではなくて、医療の仕組み、介護の仕組みなど社会のシステムの中でその役割を果たすという視点から助け合いを広めてきております。

介護、医療の分野でいえば、体を支える、体が主であります。だからケアと言われる。ボランティアは、体も支えますが、一番大切なのは、心であり、気持ちである。特に福祉の分野の助け合いは、ただ助けられる、ボランティアに世話になるだけでなく、その人がその人らしい生き方を自分で頑張ってやっていく。そのできないところを、精神的に支える。その心の交流を大切にする。それが助け合いの基本であろうと思っております。

人は、心と体、両方が揃って幸せに生きている。体が大切であると同時に、心が非常に大切である。助け合いの心意気が、医療や介護という体を支える仕組みとしっかり組み合わさって、展開されていく。それによって、初めて人は、心も体も満ち足りた生き方ができる。大きなビジョンとしては、そういう姿を描いております。

高齢社会を幸せに生きる＝全人類的課題

そのことを、もう少し具体的に言いますと、今の社会は、ご承知の通り、どんどん高齢化が進んでいる。これだけ人類が長生きできるようになったのは、八〇〇万年とも言われております人類史上初めての現象で、せいぜい早く進んだところで、この二世紀、日本で言えば戦後の七十何年間、その程度に間に起こった大転換です。この高齢化している社会の中で、人が、今まで生きたことがない九十歳代、百歳代、百十歳代、それだけの年代、年齢になっても生きている。そういう長生きを初めて経験する高齢者たちが、どんな生き方をして、自分の人生を最後まで自分らしく生きるか、そういう社会をどのように作っていけばいいのか。これが現代の全人類に課せられております基本的な課題であり、過去の経験がない課題であります。

生きていることは素晴らしい、人間として自分の命を生き切った、幸せであったと、みんなが言い切れる高齢社会を実現することができるのか。もし、これができれば、素晴らしい先駆者として、新しい高齢社会の生き方を作り出したということになる。逆に、高齢者は淋しい、することがない、尊敬されない、邪魔になる、そういう高齢社会を、最先端を行く我々が作り出してしまったら、これは人類の生き方として、大きな大きな失敗をしたことになる。

そのどちらに進むかの岐路に立たされている。良いほうに進まなければいけないという課題を我々は背負わされている。そういう社会の中に我々は生きているということを基本的に自覚して、この問題に取り組まなければいけないと思います。

介護保険に向けての歩み

その問題に取り組むには、精神面、肉体面、いろいろな問題がありますけれども、その中で、国を挙げて、今、実現しようとしているのが、最後まで住み慣れた自宅、あるいは住み慣れた地域で暮らすための地域包括ケアです。地域の医療、看護、介護、そして、地域の助け合い、ボランティア、ご本人自身、家族、みんなが一緒になって、つまり包括して、それぞれの高齢者が最後まで住み慣れた所で暮らせるようなケアのことです。

どういう経過でそういう考え方が出てきたのか。ご承知のことと思いますが確認していきます。一九九〇年代から高齢者をどう支えるかが目前の問題になってきた。それまでは家族が高齢者を支えてきた。その家族で支える仕組みが破綻して、家族の犠牲なしに高齢者を支えることができない。今でも残っておりますが、家族は親の介護のためにやりたい仕事も辞めて、退職して支えなければいけない。介護保険制度ができた今も、家族が介護退職するという事態が残っております。

もし介護保険ができてなければ、その悲劇は日本中に広がっていた。支えるほうの夫婦の離婚から、せっぱつまっての親殺しまで、日本は悲惨な事態になっていただろうと思います。

介護保険制度は、それまで家族がやっていた介護を社会の仕組みでやるという制度です。この介護保険制度は、オランダ、ドイツに続いて世界で三番目に出来上がった制度と言われており、それまで非常に遅れていた日本が、一挙に世界のトップランクに躍り出た。しかし、それを始めて、何か足りないというところが分かってきた。

介護保険に足りないもの＝本人らしい生き方

何が足りないか。本人の尊厳ある、本人らしい生き方ができないということです。ともかく家族では支えられないから、誰かが食事を提供し、お風呂に入れ、環境を整える。それをしなきゃいけない。そこのところを家族に代わってやりましょうということで、施設に入っていただいて、食事の提供、入浴などのお世話をする仕組みを整えていけばいい、そのように介護保険制度が始まっています。

だから介護保険制度の目的は、本人の自立を目指すことでした。しかし、この自立は、精神的な自立ではない。介護保険法第一条で言っております自立というのは、体の自立。つまり本人が少しでも自分でできることは、自分でできるようにすることを目指して、体を支えましょう、身体的な自立を支えましょう、これが介護保険制度の目的でした。だから、ケアであり、体を支えるということでした。本人の身体的な自立を目指すということは、それまでの寝かせきりの介護を改めるという点では、画期的です。しかし、それでも問題が出てきた。

基本的な問題は、本人が淋しいということです。体の世話を受けて、生きてはいるけれども、会いたい人に会えない。自分が欲しいと思うものを食べられない。飲みたいものが飲めない。自分がしたいこと、これは人によって、いろいろ違います。お話がしたいという人もいる。音楽が聴きたいという人もある。絵を描きたい人もある。いろいろなことをしたい。これは人間として当たり前。精神的な充実、幸せを求める。それができない。やはり人の人生、その一番最後の大切な場面でもっと本人がしたいことをし、本人らしい生き方をし、食べたいものを食べ、会いたい人に会い、そういう暮らしを実現するようにしないと、体を支えるだけでは足りないんじゃないか。介護保険制度が出て、これが足りないということ、そのことが自覚され始めたのです。

「高齢者の尊厳」を目的に入れた介護保険法改正

介護保険は二〇〇〇年にスタートしていますが、五年ごとに見直すことになっております。二〇〇五年、五年目の見直しで、介護保険の目的は、身体的な自立を支えるというだけじゃなくて、尊厳、本人らしい生き方を実現することが究極の目的じゃないかという議論がされた。時の厚生労働省老健局長が先見性のある中村秀一さんで、高齢者介護研究会をつくり、その座長を私が務めさせていただいて、介護の関係者だけではなくて、お医者さんはもちろんのこと、経済学者とか、生活関係の方とか、樋口恵子さんとか幅広い委員の方々が参加されて、どうすればいいかを議論し、尊厳を、身体的な自立の上の目的にすべきじゃないかとなって、介護保険法の一条がそういうふうに改正されました。

そして、人間らしい生き方を実現するには、施設で画一的な生活をしてもらうんじゃなくて、それぞれが自分らしい生き方をできる自宅で最期を迎える、それを目指さないといけないんじゃないか、そういう議論になりました。しかし、自宅での家族介護が破綻して施設に入っていただいた方を、施設では自分らしい生き方ができないのではないかとまた自宅に戻したのでは逆戻りになってしまう。家族にできない負担を強いることになる。そうなってはいけない。

じゃあ、どうすればいいのかということで、それは家族じゃなくて、地域全部で、地域の方々、みんなが集まって、お医者さんから、ボランティア、ご近所の方、家族までみんなが一緒になって、自宅にいても施設に入っているような体の世話もできるし、自分らしい生き方も実現できる。この両方が実現できるには、地域全体で取り組むしかない。そこで地域包括ケアという考え方が出てきて、それが具体的に言葉になり、目標とする姿になった。

地域包括ケアの形が示される

二〇一〇年、一〇年目の改正のときに、この地域包括ケアというのが、しっかり形になりました。そういう経過で、地域包括ケアというのが、国の目標として出てきているわけです。その姿を**図1**「地域包括ケアシステム」と**図2**「地域包括ケアシステムの捉え方」に書いております。いずれも厚生労働省が作って、厚生労働省が使っている図面です。**図1**は、医療、介護、介護予防、住まい、生活支援、この五つの要素があって、これが全部満たされる。厚生労働省の説明です。ただ、医療と介護、介護予防、住まい、生活支援、それぞれの要素をどう進め、どう組み合わせるのか、それぞれがどうダイナミックに動いていくのかまでは、**図2**ではまだわからない。

○団塊の世代が 75 歳以上となる 2025 年を目途に，重度な要介護状態となっても住み慣れた地域で自分らしい暮らしを人生の最後まで続けることができるよう，住まい・医療・介護・予防・生活支援が一体的に提供される地域包括ケアシステムの構築を実現していきます．
○今後，認知症高齢者の増加が見込まれることから，認知症高齢者の地域での生活を支えるためにも，地域包括ケアシステムの構築が重要です．
○人口が横ばいで 75 歳以上人口が急増する大都市部，75 歳以上人口の増加は緩やかだが人口は減少する町村部等，高齢化の進展状況には大きな地域差が生じています．
地域包括ケアシステムは，保険者である市町村や都道府県が，地域の自主性や主体性に基づき，地域の特性に応じて作り上げていくことが必要です．

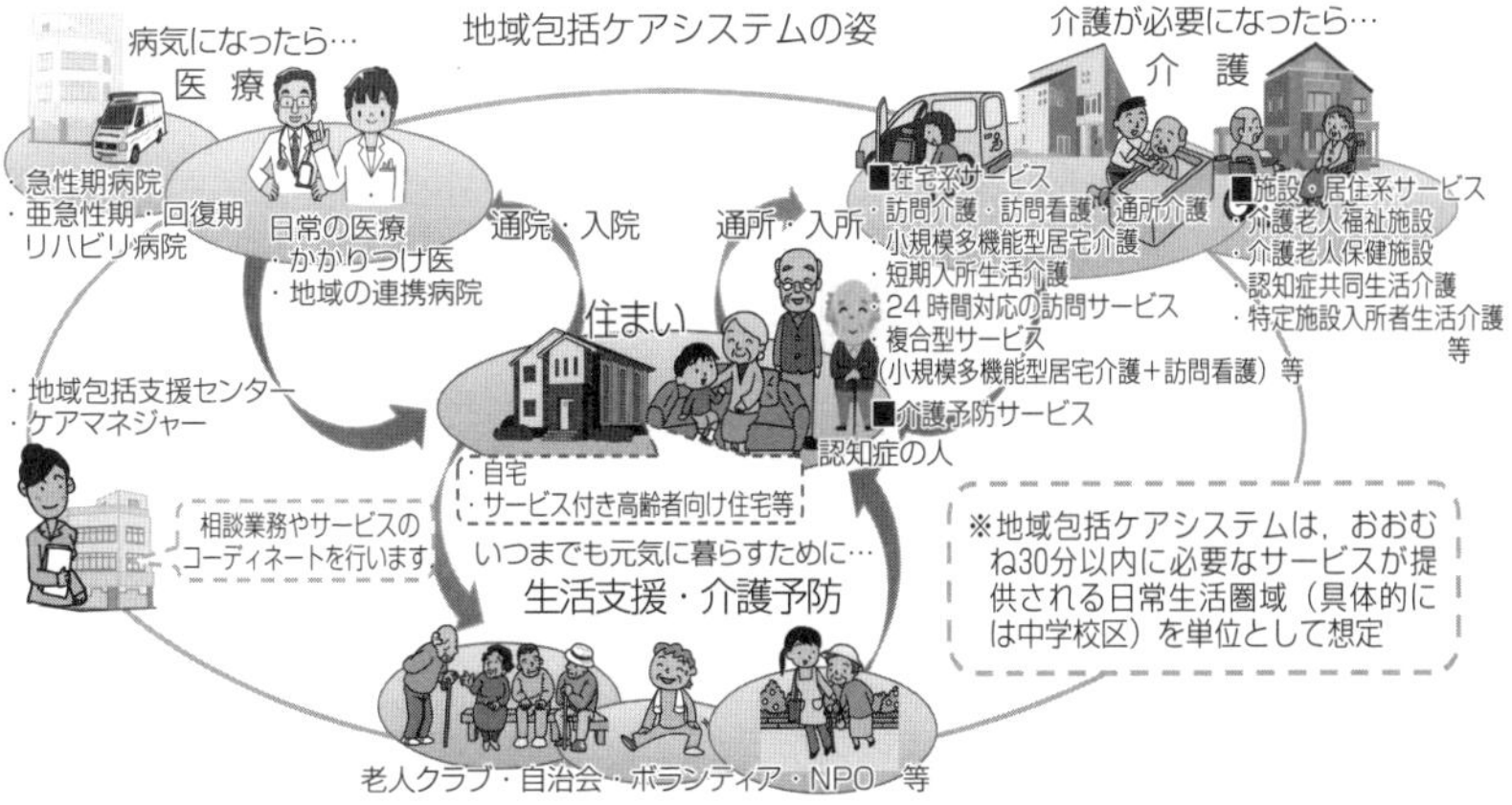

図 1　地域包括ケアシステム

出典：厚生労働省ホームページ．

図2は2010年の改革をリードされた慶應義塾大学の田中滋先生が基本をお作りになった図面です。医療・看護、介護等々の葉っぱが、生活支援・福祉サービスなどのベースの中で三枚生えている。これが地域包括ケアだという、厚生労働省がよく使う図面です。

　私はこの鉢植えの図面に、花がほしいと思います。土と葉に支えられて、真中に花が咲く。じゃあ花は何なんだと。花がご本人自身の尊厳であります。医療や介護やリハビリなどを表すこ

○　地域包括ケアシステムの５つの構成要素（住まい·医療·介護·予防·生活支援）をより詳しく，またこれらの要素が互いに連携しながら有機的な関係を担っていることを図示したものです．
○　地域における生活の基盤となる「住まい」「生活支援」をそれぞれ，植木鉢，土と捉え，専門的なサービスである「医療」「介護」「予防」を植物と捉えています．
○　植木鉢・土のないところに植物を植えても育たないのと同様に，地域包括ケアシステムでは，高齢者のプライバシーと尊厳が十分に守られた「住まい」が提供され，その住まいにおいて安定した日常生活を送るための「生活支援・福祉サービス」があることが基本的な要素となります．そのような養分を含んだ土があればこそ初めて，専門職による「医療·看護」「介護·リハビリテーション」「保険・予防」が効果的な役目を果たすものと考えられます．

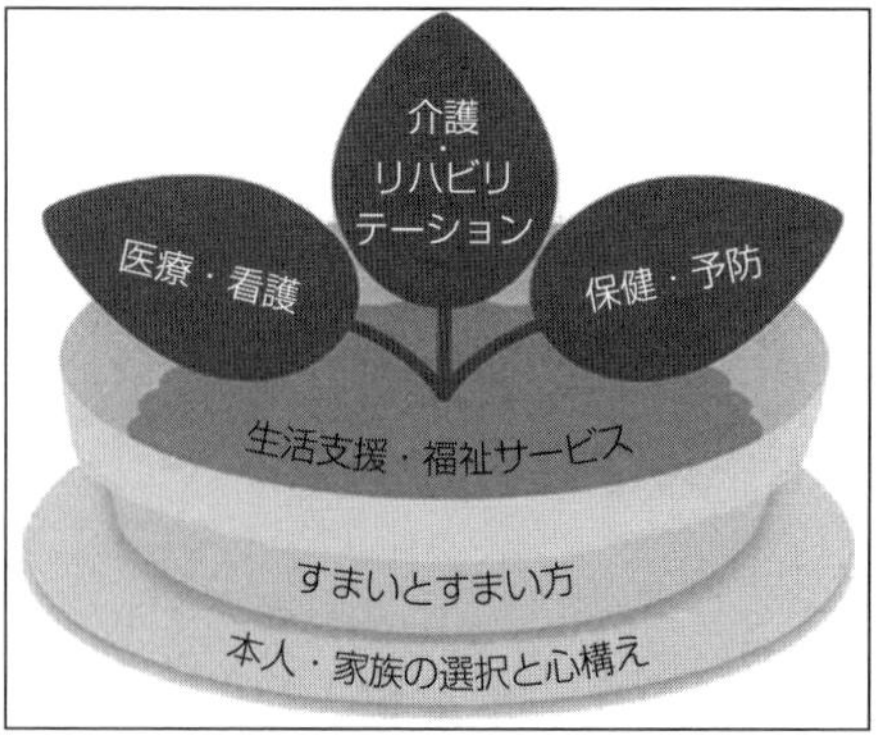

図２　地域包括ケアシステムの捉え方

出典：地域包括ケア研究会報告「地域包括ケアシステムの構築における今後の検討のための論点」平成25年３月.

の葉っぱは、全部ケアです。このケアや生活支援のサービスなどに支えられ、自らも頑張って花が開き、本人が最後まで、自分らしい尊厳ある生き方を実現させる。そのようにして地域包括ケアは完成するのです。

地域包括ケアのビジョンは以上申し上げたとおりですが、これを実現させて、誰もが最後まで尊厳をもって自宅で暮らせるようにするには、実質的に言って二つの要素が重要です。

専門家の支援と生活を支える仕組みの構築

一つは、医療と介護、つまり、

専門家たちがしっかりネットワークを組んで、最期まで、自宅に、いざというときいつでも来てくれる体制です。体が不自由でも自宅で暮らそうと思えば、これは体がいつどういう状態になるかわからないのだから、いざというときにはすぐお医者さんか看護師さんかヘルパーさんか、そういうプロの方が、たとえ深夜であっても、いつでも来てくれる。これがないと、安心して、自宅では暮らせません。そういうプロ、特に医療と介護がしっかりネットワークを組んで、深夜でもいつでも必要なときに自宅に来てくれるという体制が実現しないと、地域包括ケアは実現しない。これが一つの重要な要素であります。

もう一つ、重要な要素がある。それは、生活です。自分の体が不自由ですから、買い物にも行けない。料理も作れない。お医者さんらがいつでも来てくれる体制ができたとしても、それだけじゃあ自宅で暮らせない。生活をしっかり支える仕組みができないと、最期まで自分の家で暮らすという地域包括ケアは実現しない。

定期巡回随時対応型訪問介護看護

そこで、この二つの要素について、どうなっているのか、誰が何をすればいいのか、ざっと見ていきたいと思います。

まず、一つ目の医療と介護など、プロの方々がネットワークを組んで、いつでも自宅に行ける仕組みを作る。これは仕組みとしては、出来上がっております。東日本大震災があった年に発足した仕組みで、定期巡回随時対応型訪問介護看護と言うんですが、これは法律の名前で我々は二四時間巡回サービスと呼んでいます。

定期巡回は、食事の時間、お風呂に入る時間など、決まった時間に、お家にヘルパーさんが来てくれる。随時対応は、深夜でも、例えば、体が不自由で倒れて起き上がれない時などに、すぐにヘルパーさんが来て起こしてくれる。お医者さんが必要なときには、お医者さんがいつでも来てくれる。「介護看護」となっていますが、看護の中には、お医者さんも入っていますという説明です。ですから、要するに、専門家が連携して、いつでもお家に行くという、そういう仕組みです。

この制度を作ったときには、もうみんなから大反対だったんですが、私はこの制度を作るための研究会の座長をさせていただいて、できるよということを、いろいろと検証しました。制度が始まって、もう全国でもこのサービスをやっている。まだ利用者は少ないんですが、やがてこの仕組みが全国に行きわたれば、この地域包括の第一の実質的要件である医療介護連携で、お家にいつでもサービスが届くというシステムがしっかり社会に根付くことになると思います。

なぜ普及しないかとか細かい話は別にして、この仕組みを実現させるために、誰が何をすべきか。まず、行政のほうから簡単に申し上げます。介護の関係の方々は、わりあい自由に、夜中に出かけるところも対応してくれています。実際には、想像しているほど家に深夜に行かなきゃいけない例は多くないので、だいたい一人当たり、一週間に二回くらい行けば済んでいます。電話はよくかかってきます。淋しいとか、薬を飲んでいいだろうかとか。でも、テレビ電話でだいたい片付きますので、実際に行くのは数少ない。全国で何百と事業所が生まれてやっています。

福祉のほうはわりあい柔軟に対応してくれていますが、問題はお医者さん。看護師さんも訪問看護ステーションを作ったりして、かなり頑張ってくれていますが、なかなかお医者さんが、在宅医療で夜中にいつでも行くという体制をつくれない。お医者さんが忙し過ぎる。これをいかに実現するのか。医師会を含めたお医者さん自身の責任でありますけれども、これは住民がやれない。やっぱり行政がしっかり腹を据えて取り組まないといけない。首長さん、市長、町長、村長さんは、住民に選ばれて、住民の幸せな暮らしを実現するのが任務ですから、この地域包括ケアを実現するのは、重要な任務です。まずは地元の医師会としっかり話をする。そのときも、市町村長だけでは、なかなかやれない。広域圏で、いろいろな医療の仕組みを作らなきゃいけない。これはいろいろと、国が打ち出しております。

生活を支える医療＝総合医制度を根付かせる

いろいろな仕組みが打ち出されておりますが、日本は在宅医療が遅れている。プライマリーケアと言われておりますが、一番最初、地元で診る地域での医療を単に大病院に繋いで送り込むという医療じゃなくて、特に高齢者の生活習慣病などはかなり定型化されているので、自らアドバイスや治療をする。だいたい高齢者は、第一線にいる総合医が対応するという総合医という仕組みを医療全体の中でしっかり作る。

日本は、非常に専門医ということを重視していて、大学の教育自体が、そういう方向になっている。細かく、例えば血管だけを診る専門医、その血管も大動脈を診る専門とか、足の血管の専門とか、そこまで分かれてしまっている。細かく細かく専門化する。そういう専門医が上なんだという評価になってしまっている。これは、患者の立場からしたら困る。体のどこかがおかしくなっても、あっちこっちたらい回しされるというのは、それぞれを診る専門医が、非常に幅が狭いからです。もっと総合医を養成していかなければいけない。

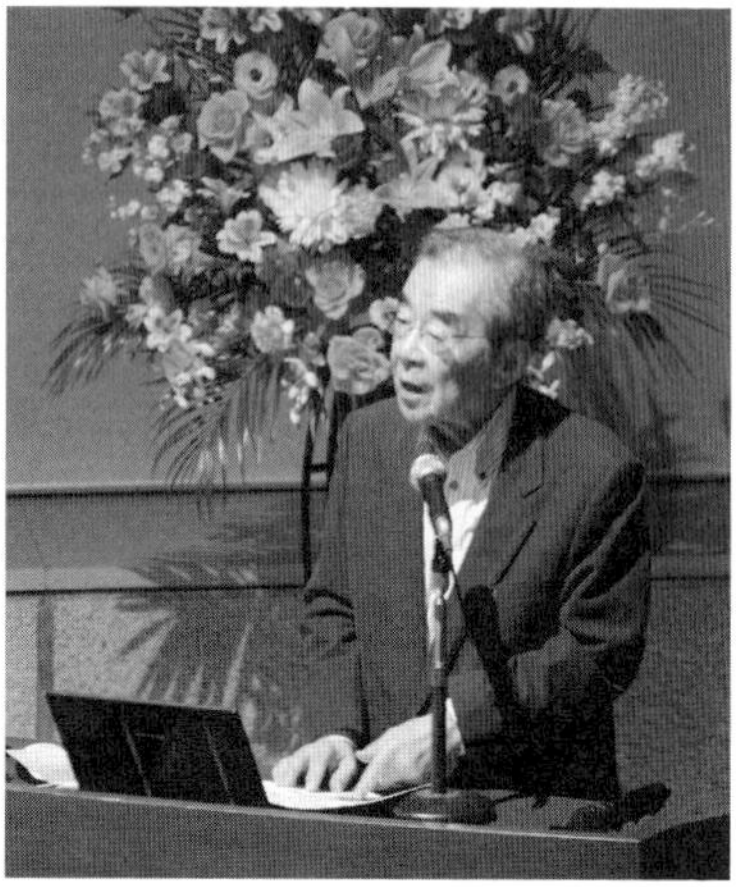
堀田力氏.

我々もそういう総合医というお医者さんを大切にし、そこでいろいろやってもらえることは大切にする。医学部を見ても、小児科はありますけれども、高齢科はないですよね。治す医療じゃなくて支える医療、尊厳を大切にする医療、高齢社会というものに対応する医療ということになれば、高齢者を総合的にしっかり診断できる医者を多く養成して、その方々が地域にたくさんおられる、そういう医療体制に変えていく。全体の体制を変える必要があるだろうと思います。地域で在宅医療をやるお医者さんを増やし、地域で連携を作って診る体制を作る。そういうものを作るのは、国の責務であり、地方行政の責務であり、医師会の責務です。

住民の役割は何か

では我々のほうは、そういう医療の実現に向けて何をしていけばいいのか。抽象的に言えば、住民が主体的に生きること。自分の生き方を大切にして、主体的な生き方を高齢者になっても実現するということが、基本的な責務であろう。具体的には、まず、健康寿命を延ばす。これは住民が心得るべきことで、この点は、最近は非常に、そういう意識が高まっています。マスコミも、テレビを観れば医療番組が山ほどあって、けっこうその意識が高まっている。

ただ体が健康であるだけでなく、心が生き生きしている。やることがなければ、いくら健康を保持したって面白くないし、そもそも体を元気にしてやろうという気にならない。いくつになっても自分のしたいことがあって、これがやりたいから、自分の体を大切にしようという、自分の生き方、したいことを大切にする生き方をする。あるいは、高齢者じゃない方々も、高齢者というのは、そういう生き方をすることが大事なんだと言って支えることが大切であろうと思います。

ですから、あの人は、年がいっても派手な格好をしているとか、旅行に金を使い過ぎだとか、そんなことを言わない。自分のしたいことをして、元気で頑張っている高齢者はなかなかいいじゃないかとほめる。その高齢者が人の役に立つような助けをやっていれば、素晴らしいじゃないかと称賛する、これが高齢社会におけるみんなの任務であろうというふうに思います。

自分で自分の生き方を決める。死に方も。

基本的にそういう生き方をしながら、人に依存しない。入院するのか、在宅医療を受けるのか、どの先生に頼むのか、息子、娘に任せっぱなしにしない。自分で自分の生き方を決めて、しっかりその意思を、家族やみんなに伝えていく。だから、例えば、胃ろうになって、穴を開けて、口で食べずに、胃から栄養を摂取するようなことは止めましょう。生きてほしいから、家族は、そういうことをしたがる。医者もこれを付ければ長生きできるということを教えてくれる。でも自分の口から食べられない状態になって、そこから栄養を取って、自分で楽しいことができるのだろうか。

回復の見込みがないのに言いなりになって生きていく。そういう生き方は止めましょう。もう少し言えば、尊厳死つまり、自分の意思で延命医療を受けずに、自然の寿命を受け入れて、自分らしく死んでいく。これが人間としての尊厳ある生き方です。家族でもほんとに自分を愛してくれる人は、それを支持してくれるでしょう。

医療費が、人によっては、月に何百万もかかる。一千万近くかかったという例もあります。みんなが納めたお金、税金と保険料です。本人がそれで幸せか。意識もほとんどない、あるいは、意識がまったくなくて、そういう生かされ方をされている。本人だって、そんな生き方をしたいわけがない。それで親しい家族、本人のことを思う家族がいれば、こんな治療は止めてくださいと言います。

ところが、近くの親戚がいなくて、遠い親戚が来る。医者が聞く。延命治療をするのか、しないのか。それを遠い人は、断れないですよね。愛していれば、そんな辛いことは止めてくださいと言えるけど、生活に関係のない親戚が出てきたら、止めてくれとは言えない。で、それが続いてしまう。

本人の意識がしっかりある間に、そういう治療をしてくれるなという意思を表示して託する組織に、尊厳死協会というのもあります。そういう意思表示が医者に届くようにしておくこと、これが住民たちの義務だと思います。

死ぬときには、医者は役に立たない

それから、家族ですけれども、本人が死ぬときを迎えて、うつらうつらして、意識がほとんどないようなときに、状態がおかしいというので、すぐに夜中でも医者を呼ぶようなことは止めましょう。死ぬときに医者は役に立ちません。どんな名医が来たって、死ぬ状態になったら、死ぬ。苦しんでいればモルヒネを入れて苦しみを止めてもらうということは重要ですが、それだけであって、治療をして治すということはあり得ない。けれども、目の前で状態が変わると、すぐに医者を呼ぶ。これでは、在宅医療をする医者はたまらない。夜中に起き出す。行く。そう簡単には死にません。何時間も待って、帰るという状態があちこちで続くと医者は疲弊してしまいます。

コラム1　質問「看取りに医師の立ち合いは必要か」

Q．参加者からの質問

在宅での看取りで「医師が立ち会わずに臨終を迎えたとき」には、警察へ連絡して「検視」を受け、その後医師による「死亡診断書」を書いてもらう手続きが必要になりますが、このような手続きを関係者が想定すると、そのようなことを避けるために「救急車を呼んだり、医師に電話して夜中に来てもらう」という行動に出ることが想像されます。「在宅看取りの推進」を行う場合、このような行動をしなくても手続きが不安なく行われる仕組みが必要だと思いますが、どう考えられますか？

たとえば、地域の民生委員や福祉ボランティアのメンバーが立ち会うか、確認することで警察などの「検視」を必要としないようにすればよいと思います。あらかじめ医師の認定があれば、看護師が確認することで「死亡診断書」が書けるようにすることもよいかと思います。また、「在宅看取り意思表示カード」があってもよいのでは？

A．質問に対するコメント

お考えに大賛成です。実現までには幅広い医師・看護師グループと市民による立法要請運動が必要でしょうが、まずは問題提起が必要です。国民的議論が起きれば、検視不要とする案件についても、いろいろな案が出ると思います。私も問題提起していますが、いろいろな機会に意見を主張してください。

（堀田力）

在宅での看取りについては、主治医（かかりつけ医）として診ていただいていた医師であれば、臨終の際に立ち会わなくても死亡診断書を書くことができます。

したがって、夜中の時間帯などに亡くなられた場合は、（もちろん主治医が来ていただけることが望ましいですが、無理なときは）朝になってから主治医に連絡をすることもできますし、訪問看護師にお世話になっていれば、主治医でなく訪問看護師に連絡して自宅に来てもらい相談することもできます。いざというときにあわてないように、日頃から主治医や訪問看護師とお話をされておくとよいと思います。

（藤本武司）

新しい地域支援の仕組み

次に、地域包括ケア実現のためのもう一つの実務的な要素、生活を支えるという仕組みを作る必要があるということを申し上げます。生活を支えていたのは、体が不自由になられた方の家族であったんですけれども、これを介護保険でやるようになった。しかし、要介護、要支援の高齢者が増えるばかりで、保険料がどんどん上り保険料を払う国民の方々の生活が厳しくなっている。少子化による人材不足で、生活支援をやっているヘルパーさんを重度者の身体介助に回って頂かなくては、重度者が支えられなくなっている。では、軽い方の方々の生活支援を誰がやるのか。

日本に残っているエネルギーは、ご近所の力、地域の力しかない。だから、地域の助け合いで、ご自宅で暮らせる体の不自由な高齢者の方々をしっかり支えていこうということで、三年前にその方向が打ち出されて、今、日本中が、そういう仕組みを作っている最中であります。新しい地域支援の仕組みということで、新地域支援事業というふうに呼ばれております。要するに体の不自由な高齢者の方々の生活を助け合いで支える仕組み、体制をしっかり作っていこう。具体的に平成三一（二〇一九）年の三月三一日までに、しっかり完成させましょうという、国の掛け声でありまして、今、全国市町村が動いています。

生活支援コーディネーターという助け合いを作る人と、その方を支える協議体という仕組み。これを市町村全体に一組と、中学校区か小学校区あたりの生活圏にそれぞれ一組ずつ作る。そして、そういう人たちが働きかけて、お掃除、調理、買い物支援、洗濯など、本人のできないことをご近所で助け合っていきましょうという助け合いの活動を地域に作っていく。それによって、そういう役割の人々を選んで、生活を支えていきましょうという仕組みづくりです。

全国を見ますと、大学生がその仕組みの中に入って、ご近所の高齢者の見守りをやったり、買い物をしてきてあげたり、そういう形で参加しているところもあります。その仕組みを作っていくについて、行政はどうすればいいのか、住民はどうすればいいのか。行政はそういう仕組みづくりのために、コーディネーターや協議体を選んでいる段階ですが、大きな課題を二つ挙げておきたいと思います。

住民が主体、行政は後方支援の役割

課題の一つは、やっぱり行政の方々は、助け合いを作り出す、その後方支援をする、そういうことをやったことがないということ。日本の行政は、生活保護とか、介護保険もそうですが、給付、つまり、サービスを提供する仕組みを作るのは上手です。福祉でずっとやってきている。みんなから税金や保険料を集めて、そのお金で、事業者や、お医者さんを動かして、医療保険制度で医療を提供したり、介護保険制度で介護を提供したり、そういう仕組みは上手に作ってきた。

ところが、助け合いで困っている方々の生活を支えるというのは、助け合いをする住民の方々が、主体的に、自分の気持ちでやってくれないと、制度は出来上がらない。事業者にお金を払えば、事業者は、そこそこのお金であれば動いてくれますから、お金を払う仕組みを作れば、医療保険でも、介護保険でもちゃんと出来上がったんです。しかし、助け合いは、お金を払わない。志、気持ちで助け合ってもらうわけですから、行政が「あなた、気持ちで助け合ってください」と言ったって、言われて動くものじゃない。そういう気持ちになるのは、住民の方々ですが、住民の方々にそういう気持ちになってもらう決め手を、行政は持っていない。今までやったこともない。だから、行政は困っている方々の生活を助け合いで支えるということは不得手です。

全国で今、動いていますが、今、三分の二くらいの自治体は、さっき言った体制、コーディネーターや協議体の体制を作っているんですが、そういうところを見ていると、上手に住民の方々の気持ちを引き出す方々が現れてきています。上手なのは、保健師さんとか、それから地域包括支援センターにおられるケアマネジャーさんとか、平素から住民の中に入っておられる方々が上手ですね。上から目線だと住民は動きませんから、そのあたりが決め手です。でもこの課題もそういう素晴らしい行政の方々が現れておりますので、進めていければ解決できるだろうと思います。

縦割り行政の克服

もう一つの行政側の課題は、縦割りです。例えば、この助け合いで支える仕組みを、行政はどう作っているかと言うと、要介護者じゃなくて、軽いほうの要支援者と、要支援者に該当するようなチェックリスト該当の方々、この二つのタイプを対象にして、この方々の生活を助け合いで支えましょうというシステムになっています。このシステムはワークすると思いますか？

無理ですね。助けるほうは、困っている人がいれば、誰でも助けたいので、高齢者だから助けましょうとか、その高齢者の中でも要支援者だから助けますが、要介護者は対象外ですというような助け合いはないんです。助け合いの気持ちというのは、困っている人があれば、子どもだって、障害者だって、誰だって助けたい。そういう広い仕組みにしないと、助け合いはうまく動かない。そこのところを絞り込んでいるのが、うまくいかない原因です。なぜそうなっているかと言うと、行政は縦割りだから、そういうふうにならざるを得ない。この縦割りの壁をどう破っていくか。これはいくつもの智恵が出ておりますが、一番基本のところが解決されていないので、なかなか解決が難しい課題だということだけ、申し上げておきます。

人と助け合って生きるという生き方

では、住民の方々、我々は何をすればいいのか。二点だけ申し上げておきたいと思います。一つは、やっぱり住民の方々の暮らし方です。人と助け合って生きるという互助、一般的には共助と言っていますが、お互いに助け合うということの生き方を、ごく当たり前の生き方として、みんなが取り入れていく。この基本的な生き方の転換が求められております。

戦後は、自助と公助だけ。自助、共助、公助とあって、この共助には互助を含みますが、自助、共助、公助、三つの生き方がある。自分のことは自分でする。これが自助で、生き方の基本です。でも自分でできないことは、助け合いでやる。共助ですね。そして、自助でも共助でもやれないところを、公助、納めた税金で、行政にやってもらう。これが三つの仕組みです。

そのうち、共助の部分が、戦後どんどんなくなって、自分のことは自分でやりなさいという自助が猛烈に強調された。自助を基本にして、自分のやれない部分は、行政がやってあげますよという補完的な公助だけの生き方になってしまった。人間は本来、そんな生き方をしたことはないので、公助なんて、歴史的に見たら、ほとんどない。江戸時代だって、お侍さんが住民の生活を助けてくれたなんてことは、ほとんどない。全部、自助と共助でやっていた。ところが、近代国家になって、行政が発達して、公助ができてきたのですが、特に、戦後は、自助が強調されて、自分で責任を持って生きなさい。あとは、公助ですとなって、真ん中の共助がなくなってしまった。ここを取り戻す。そういう生き方に変えていく。人と助け合う、できないことはみんな助け合うのが当たり前という生き方に変えていく。それは恥ずかしいことじゃない。自分が弱いからでもない。人というのは、本来、助け合うのが当たり前だという、そういう考え方に変えていくということが、一つです。

主体的に生きるということ

それからもう一点は、そういう助け合いをやることを含めて、主体的に生きる。この主体的に生きるということは、第一の医療介護体制の点でも申し上げましたが、ここでも極めて大事で、「これは行政のやることだ」、「そんなことを助け合いに押し付けるの」、「そんなことを町内会に持ってくるの」、「そんなことをやらせるの」、これが今の日本人の普通の発想ですが、そうじゃなくて、「みんなで助け合うのは当たり前なので、我々のほうでどう助けるか考えてやっていきますよ」「助け合いにまで、行政が口を挟んでほしくない。助け合うのは、自分たちの問題として考えます」という、それが主体的な生き方です。

従来の自助と、公助だけだと、自分でやれなくなったら、引きこもってしまう。「行政に助けてもらうのは恥ずかしい」というので、世の中に出ていかずに高齢者が家に引きこもっている。それも止める。そういう状態になっても、助けてほしいことがあったら、「助けてよ、一緒にやろうよ」、と世の中に出ていって、自分のやれることはやりながら、やれないことはどんどん助けてもらって、孤立して生きるのじゃなくて、困っていることは助け合うという主体的な生き方に変えていく。それが、今、求められている住民側のやるべきことかなと、考えております。

あとはパネルディスカッションで考えることにして、プレゼンテーションを終わりとさせていただきます。ご清聴ありがとうございました。

司会　堀田先生、ありがとうございました。

コラム2　「介護の社会化」の現実

突然介護問題に直面する

ちょうど一年前、妻の両親がそろって入院・入所することになりました。義父は以前から認知症の症状があらわれ義母は病弱なため、義父の在宅での介護をホームヘルパーさんに頼んでいました。義父は当時、介護保険の認定ランクでは要介護1であったため介護保険外のサービスも利用せざるを得ず、掃除・洗濯・調理・買い物などは近くに住む方に有料でお願いしていました。ケアマネジャーさんや地域包括支援センターの方にも見守っていただきながら暮らしておりましたが、次第にホームヘルパーさんが家計にまで介入することになり、義母との関係が悪化し、義母がストレスで精神的に参ってしまって緊急入院することになりました。

ケアマネさんから連絡があり、義父を急遽ショートステイに入所させると同時に、ホームヘルパーさんの契約を打ち切りました。彼女は、義父母の一か月の生活費に相当する額を、サービス料金として受け取っていたようです。私が、妻の実家に行ったときには、妻の依頼を受けて、司法書士さんが義父母の預金通帳を点検している最中でした。幸いに預貯金から多額のお金が引き出された形跡はありませんでした。ここから私たち夫婦の右往左往・東奔西走が始まることになりました。

介護施設をハシゴする

義父がお世話になったショートステイは、入所期間が原則一か月、義母が入院した大学病院の病室にも長くは居られません。とりあえず義母は義父が入所しているショートステイに厄介になることになりました。その間、私たちはケアマネさんの紹介で、実家近くの「サービス付き高齢者向け住宅（サ高住）」を見学し、二人に夫婦部屋に入居してもらうことにしました。

家賃・食費・サービス料こみで一か月約三四万円。同施設は医療法人が経営し、病院に隣接しています。夫婦部屋は、個室の二倍の面積があり、家賃も二倍なのですが、不可解なのは共益費も二倍であったことです。共益費は、常識的には共同住宅などで共用部分の費用（電気代や清掃費など）を世帯ごとに拠出するものですが、この施設では一人一か月三万円、夫婦二人で六万円とのことでした。これはあまりにも理不尽だと思い、その旨を主張し、入居契約に際し一部屋三万円ということで先方に承諾してもらいました。

この時の私の思惑は、「一月で三万円、一年で三六万円の節約になる」というものでしたが、この浅はかな考えは、すぐに吹き飛ぶことになりました。六月に入所した「サ高住」を一一月に引き払うことになったのです。原因は、どうやら職員の対応に義母が馴染まなかったことにあるようです。義母はふたたび大学病院へ入院することになりました。義父は以前のショートステイへ逆戻りです。

義母の再度の入院に際しては、二週間を目途に退院してもらうと、主治医より申し渡されました。「さて、どうしたら良いのやら」と困惑気味の私たちに対し、先生からは「自分が一週間に一度、診療に行っている病院に受け入れ可能か聞いてみよう」とおっしゃっていただきました。幸いその病院からは「受入可」の返事をもらいましたが、「入院に際してはあらかじめ退院後の入居施設を確定しておくように」とのことでした。

また振出しに戻って、施設探しです。今度は「サ高住」は避けて、義父は認知症対応のグループホームへ、義母は有料老人ホームに入居することになりました。夫婦別々の暮らしが、しばらく続くことになります。義父は要介護2、義母は要支援2に認定ランクが上がりました。

介護はカネ次第とつくづく思う

グループホームと有料老人ホームは別法人ですが、両方とも株式会社が経営しています。それぞれ一か月の利用代金は約二〇万円です。これ以外に、通院にはヘルパーを自費で頼まなければなりません。医療費も数万円必要です。妻の実家は広島ですので、私たちはこの一年間新幹線で何度も往復しましたが、その費用もばかになりません。

義父母は、共働きでしたので、それぞれの年金で生活費と介護費用は、今のところ何とか賄えそうですが、医療費の分だけ赤字になると妻が言っております。毎月貯金残高が数万円ずつ減っていきます。認知症の義父にはこのような状況は分からないと思いますが、義母は大変不安であろうと思います。

一六年前、「介護の社会化」をスローガンに介護保険が誕生しましたが、その時多くの人々は、介護保険料を払っていれば介護が必要になった時、介護保険の給付によって安心して介護サービスが受けられ、家族も介護負担から解放されると期待しました。しかし現実はどうでしょうか。ともかくも介護費用を含めた生活費を年金で賄える義父母は、いわば「中流老人」といえましょうが、その彼らでさえ老後生活のための預貯金を削り、将来の不安におびえています。そんな不安を抱えて、義母は長年住み慣れた家と土地を売る決心をしました。この売却の経緯は、次回(コラム3で)お話しできればと思います。

――「くらしと自治・京都」二〇一六年五月号より

(佐藤卓利)

事例報告Ⅰ

「滋賀県における医療・介護の連携推進について」

滋賀県健康医療福祉部　部長　藤本武司

司会　そうしましたら、事例報告の一番目でございます、滋賀県の健康医療福祉部の部長でいらっしゃいます藤本武司様のほうから、お話をいただきます。藤本様は一九八一（昭和五六）年に滋賀県に採用されまして、その後、秘書課長、それから健康福祉部の健康福祉政策課長、健康福祉部の管理監を歴任された後、二〇一五（平成二七）年の四月からは、現職の健康医療福祉部長をお務めです。そうしましたら、藤本様、よろしくお願いいたします。

藤本　改めまして、皆さんこんにちは。滋賀県の健康医療福祉部の藤本でございます。本日は、大変貴重なお時間をいただきまして、本県の医療介護の連携をテーマにお話をさせていただく機会を頂戴しました。感謝を申し上げたいと思います。本日お話をさせていただくテーマですが、まず、人口の将来推計や地域の特性などを確認しながら、高齢化の進展に伴う社会環境の変化についても見ていきたいと思います。そうしたことを背景に、目指すべき地域包括ケアシステムのイ

■滋賀県の人口は，1960(昭和 35)年以降増え続け 2008(平成 20)年には 140 万人に到達.
■自然増減では戦後増加が続いていたが，近年の死亡者数増加により出生数に近づきつつある.
■社会増減では1968(昭和43)年以来転入超過であったが，2013(平成25)年には転出超過に転じた.

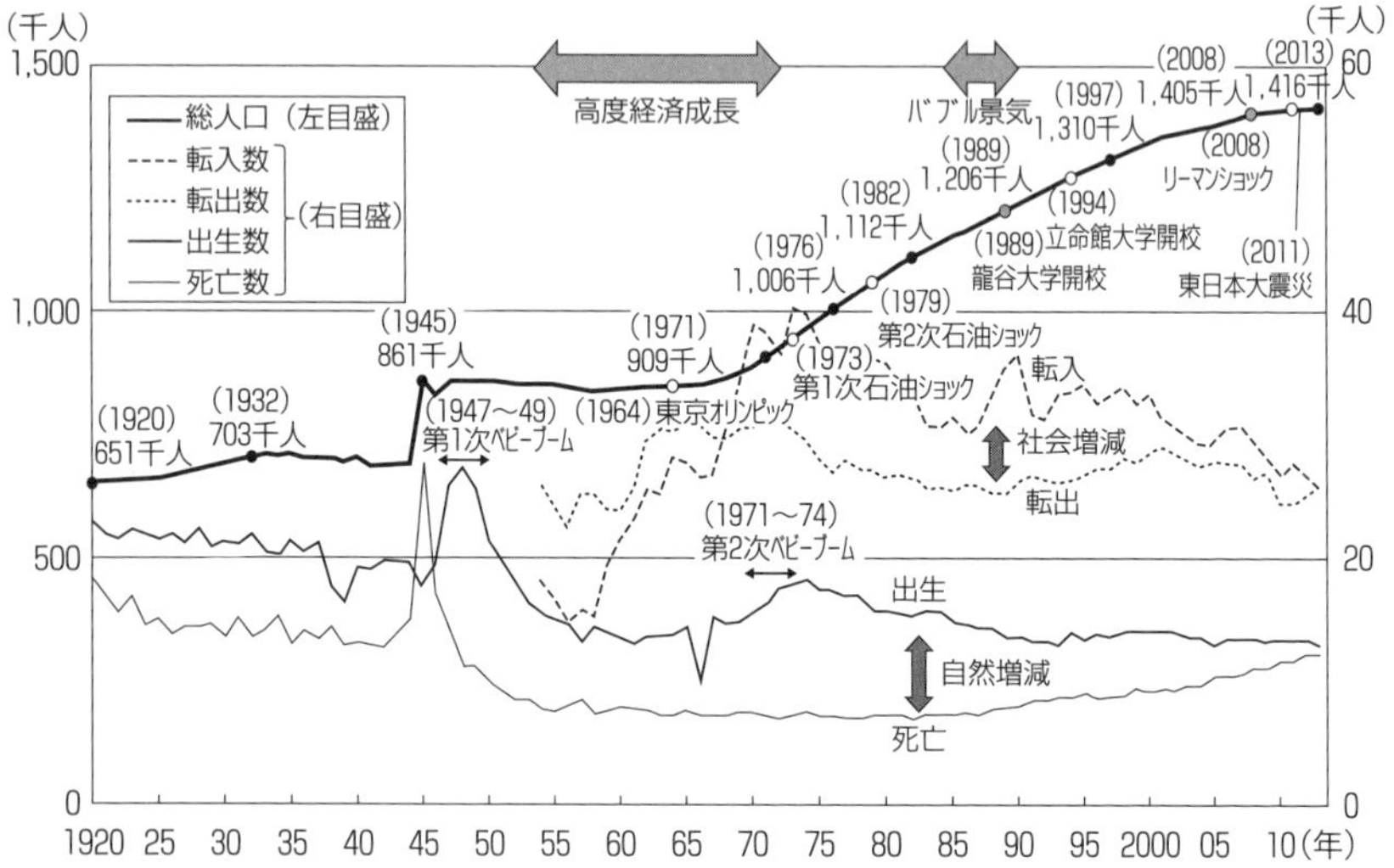

図 3　滋賀県の人口の推移

出典：滋賀県健康医療福祉部.

メージを皆さんと共有したい。そして、本県で策定をしました地域医療構想や在宅医療推進の取り組みについて、お話をしていきたいと思います。

滋賀県の人口推計

まず、人口でございます。滋賀県の人口の推移を見ていきますが、図3の太い折れ線が、本県の人口でございます。高度経済成長期以降、右肩上がりで人口が増加しておりまして、近畿でも滋賀県が唯一、人口増加県というふうになっておりましたが、いよいよ本県も人口減少の局面に入ってきております。次に、滋賀県の二次保健医療圏と高齢化率の状況を示した図4でございます。滋賀県では、このように七つ

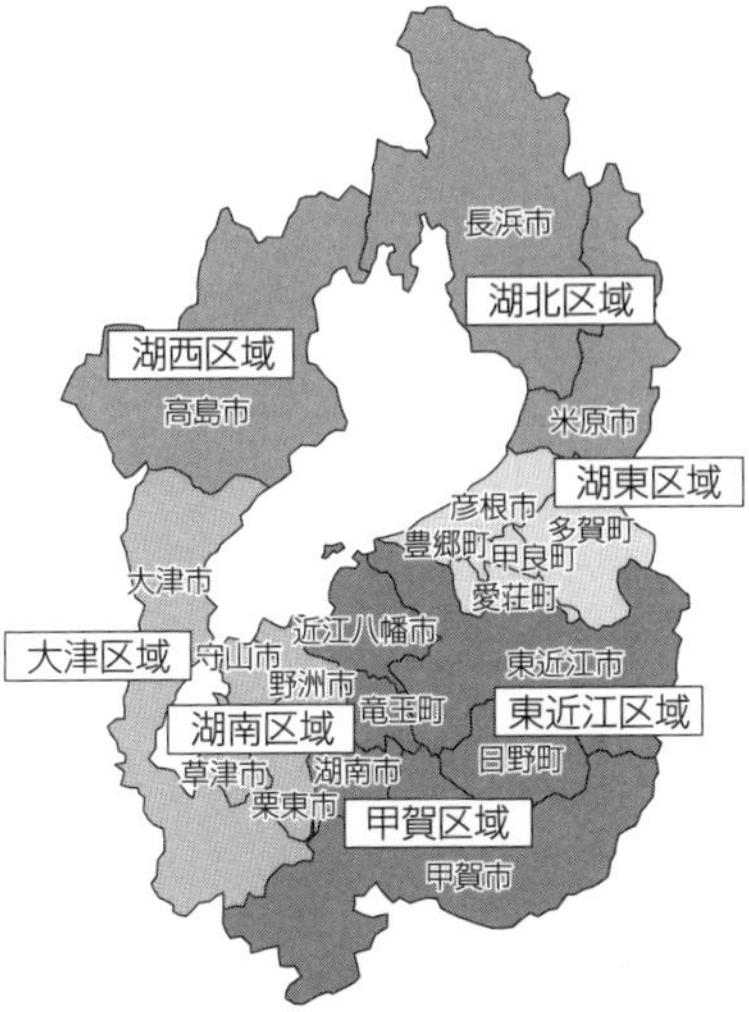

区分	構成市町数	総人口（65歳以上）	高齢化率	8年後 2025年高齢化率推計
大津圏域	1市	341,238人（86,954人）	25.7%	28.5%
湖南圏域	4市	338,729人（70,682人）	21.2%	22.9%
甲賀圏域	2市	144,271人（36,366人）	25.4%	28.9%
東近江圏域	2市2町	228,708人（60,241人）	26.5%	28.9%
湖東圏域	1市4町	156,063人（38,466人）	24.9%	27.5%
湖北圏域	2市	154,927人（42,866人）	28.1%	29.8%
湖西圏域	1市	48,686人（16,406人）	33.8%	36.4%
全県域	13市6町	1,412,622人（351,981人）	25.2%	27.5%
全国（概算）		12,675万人（3,502万人）	27.6%	

*75歳以上人口；157,093人　割合；11.2%

図4　二次保健医療圏と高齢化率

注：2017（平成29）年7月1日現在.
出典：滋賀県健康医療福祉部.

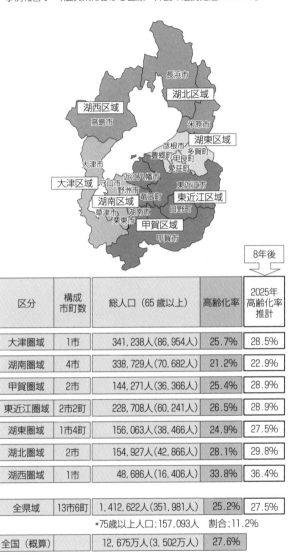

の二次保健医療圏域を設定して、この圏域を単位にサービスの提供体制を整備してきております。人口、高齢化率は、地域によってかなり異なります。それを、圏域別の人口の推計という形で見たものでございます。

この草津市が入っております湖南圏域というのは、二〇二五年を過ぎても人口が増えていく、そういうエリアであります。今は、大津圏域の方が多いんですけれども、二〇二五年くらいに湖南地域が一番多くなって、その後も伸びていくという状況でございます。湖南は伸びていきますが、二〇三五年をピークに減っていくという予想でございます。それから、ほかの圏域はどんどん減っていくということになっておりまして、湖西地域は、大きく減少をしていくという予測でございます。

一方、七五歳以上人口の将来推計ですが、二〇二五年に向かって、大変増えていくという予測がされています。特に湖南圏域は、二〇一〇年を一〇〇とした場合には、一九七つまり一・九七倍となります。これは東京、大阪のような大都市圏と同じような後期高齢者の急増地域になってまいります。それから、市町村別で見たときの七五歳以上人口の指数でありますけれども、栗東、草津、守山、野洲、この湖南の圏域というのは、ほぼ、どこも二倍近く増えるという状況でございます。

滋賀県の特徴

次に、滋賀県の特徴をデータで見たいと思います。全国的に見たときに、滋賀の特徴はどうなのかということですが、滋賀県は比較的平均年齢が若く、また、年少人口割合が高い、そして、出生率が高い、平均寿命が長いと、こういうデータが出ております。一方で、今後、高齢者が急激に増加するという予測がございまして、また、高齢者の単独世帯の増加率も高いというような状況が見てとれます。

次に、高齢社会についてです。二〇〇〇年に介護保険制度が始まりまして以降、要介護認定者数が年々増えてきている状況です。年齢で見ますと、七五歳以上の方が、六五歳以上の方と比べて、二倍程度ということでありますし、また、要介護認定者の約半数が、認知症の方ということです。高齢者世帯の状況も、深刻な問題です。滋賀県は全国的に見て、子どもとの同居割合というのが多いというデータもありますが、一方で、将来的には、高齢者の単独世帯が増えていく。特に、近所に家族のいない、言わば完全独居の高齢者が二〇二五年には男性の一〇人に一人、また、女性では七・七人に一人という予測もございまして、今後、地域の見守りをどうしていくのかということが、大変重要になっていくなどの課題がございます。

それから、高齢化とともに、死亡者の数も増えてまいります。多死社会の到来とも言われております。死亡場所について見てみますと、ここ三〇年ほどで状況が大きく変わってまいりました。以前は、自宅で亡くなられる方が多くいらっしゃいましたが、一九八〇年代以降、徐々に医療機

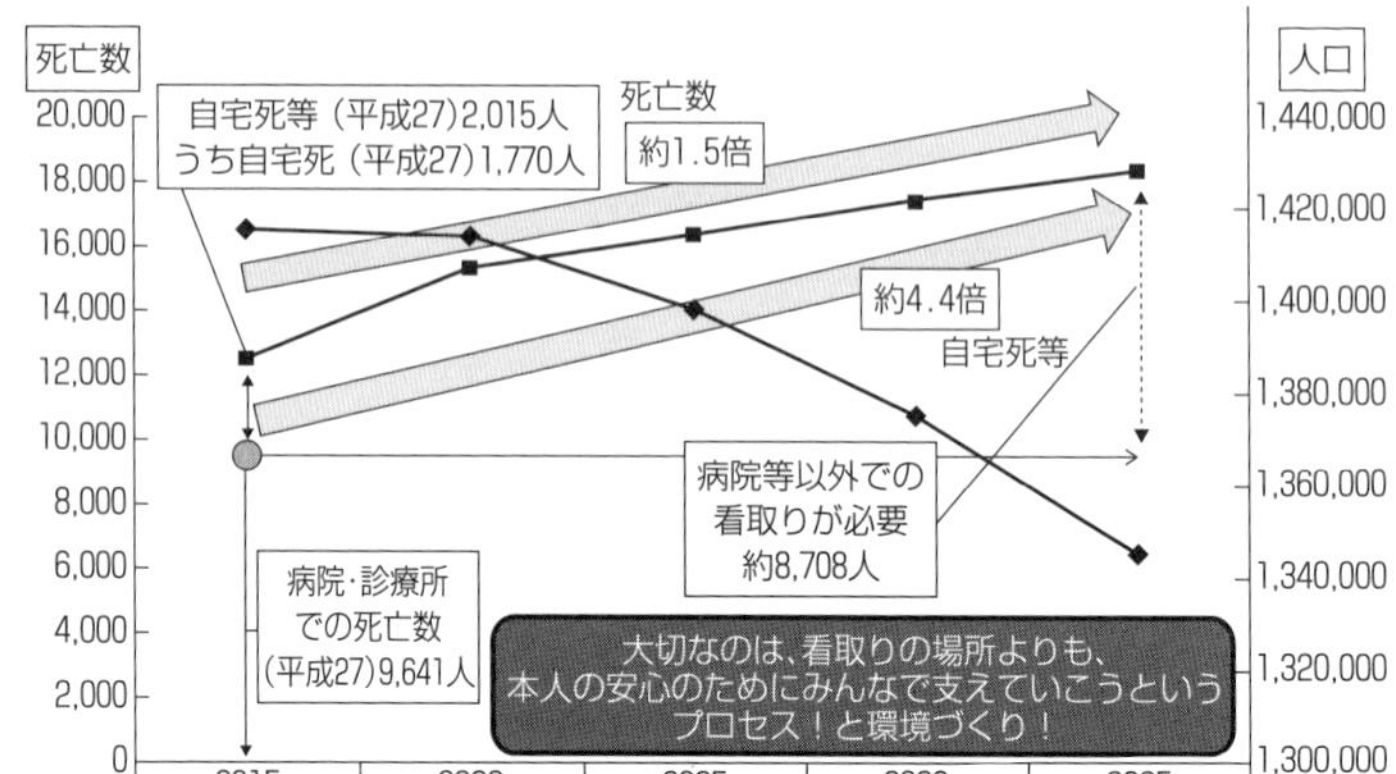

	2015（平成27）	2020（平成32）	2025（平成37）	2030（平成42）	2035（平成47）
―■― 死亡数	12,507	15,292	16,336	17,403	18,349
―◆― 人口	1,415,540	1,414,000	1,398,322	1,375,179	1,345,284

図５　超高齢化・多死社会の到来!! ――看取りの場所の確保が必要――
注：死亡数：2013（平成25）年３月国立社会保障・人口問題研究所「日本将来推計人口」による本県生残率により５年間の死亡者数を推計し，１年間での平均値を算出．
人口：2013（平成25）年３月国立社会保障・人口問題研究所による本県推計人口．
2015（平成27）年の死亡数，人口は滋賀県推計人口年報の概要．
出典：滋賀県健康医療福祉部．

関、病院で亡くなられる方が増えてきております。現在では約七五％、四人に三人が病院でお亡くなりになっているということでございます。自宅での死亡割合というのは、ほぼ横ばいになっておりまして、ちょっと下がってきておりますけれども、この差というのは、特養等の施設での死亡が増えてきているということでございます。

この**図5**は、今後の死亡者数の推移が一・五倍に伸びていく中で、病院のベッド数は増えない。病院以外での看取りが必要な方が、約四・四倍に増えるというようなことを示しています。その看取りの場所をどうしていくのかという課題があるということを、示しております。

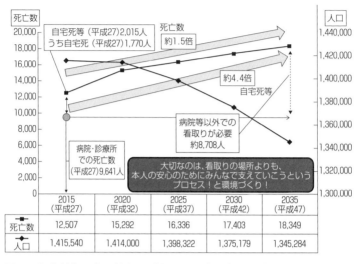

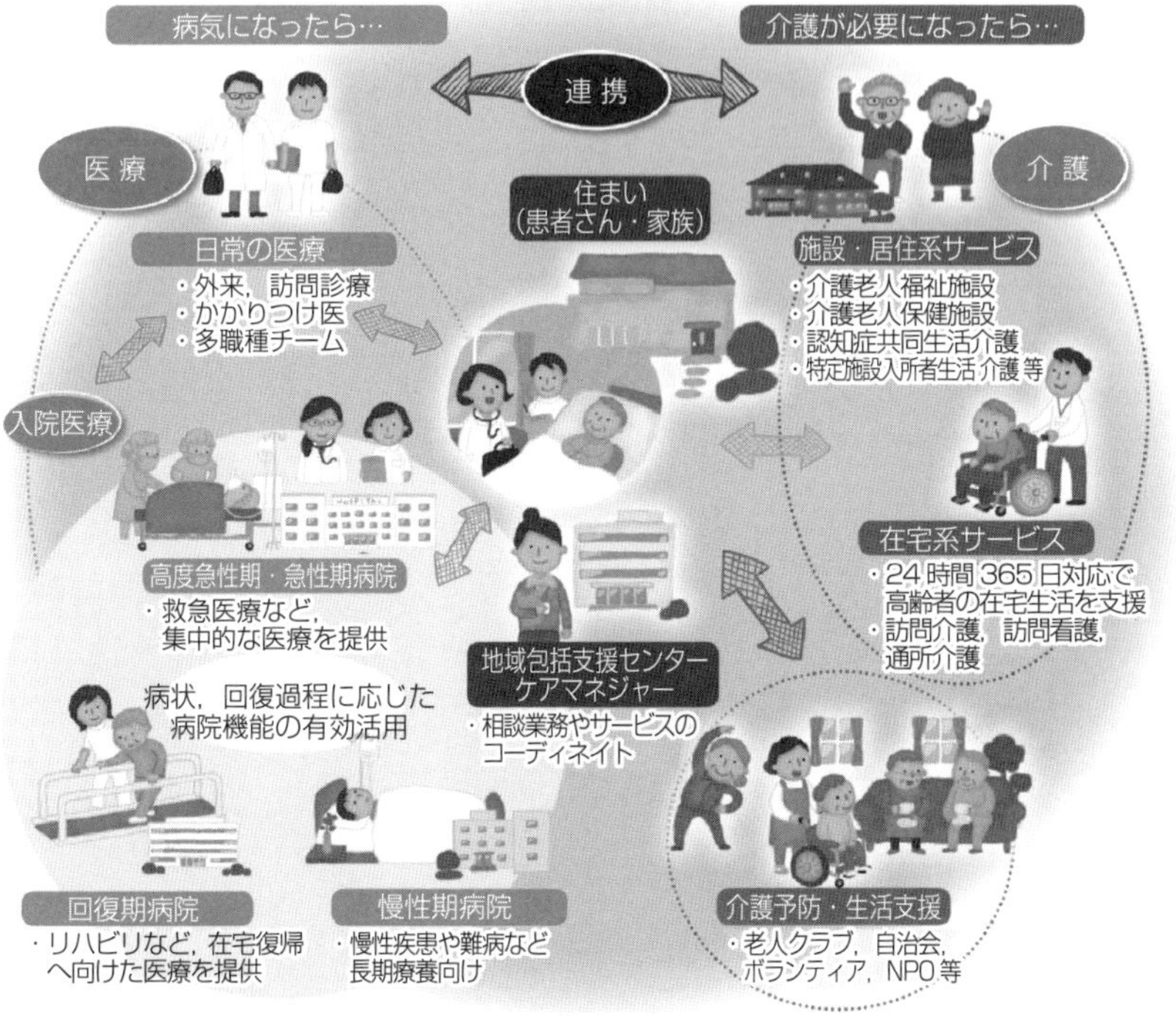

図6　2025年に向けて目指す医療・介護の姿
出典：滋賀県広報誌「滋賀プラスワン」(2016年11・12月号) より.

地域包括ケアシステムについて

それから、次に地域包括ケアシステムですけれども、先ほど堀田先生のお話にも出てきましたので、説明は省略をさせていただきたいと思いますが、**図6**は、滋賀県でこの二〇二五年に向けて目指す医療・介護の姿というのを、二〇一六年の一一月一二月号の「滋賀プラスワン」という県の広報誌に載せたイメージでございます。こちらは、患者、家族を中心にして、医療のサービスが必要になれば、医療を提供し、また、介護が必要になったら、こういう介護のサービスを提供するということであります。それから、医療についても、高度急性期、急性期から回復期、慢性期と、その人の状態に応じた医療サービスが受けられるようにしていくということであります。

高齢化の時代では、慢性疾患を抱えながら、要介護の状態にもなる。つまり、医療と介護、その両方のニーズを併せ持つ高齢者も多くいるということです。そこで重要なのが、医療と介護の連携ということでありまして、状態に応じたサービスが、適切に、切れ目なく提供されていること、そしてこの連携をスムーズに行っていくためのキーパーソンとなるのは、一つはかかりつけ医、もう一つは、ケアマネジャーさんということになるのだろうと考えております。地域ごとに、こうした仕組みがしっかりと出来上がれば、みんなが安心して暮らせる社会が実現できていくと考えております。

先ほども堀田先生のお話にありましたように、最近、国では地域包括ケアシステムをさらに深めていこう、深化させていこうという取り組みで、地域共生社会を実現していこうという検討や実践が始まってきたということであります。県民の皆さまのさまざまな困りごとを、地域社会全体で解決できる仕組みづくりをしていこうという取り組みですとか、高齢者だけでなく子どもや障害者といった世代や分野をまたがって対応していくということが大変重要なことでありまして、県としても市町と一緒になって、そういう地域づくりを目指していきたいというふうに考えております。

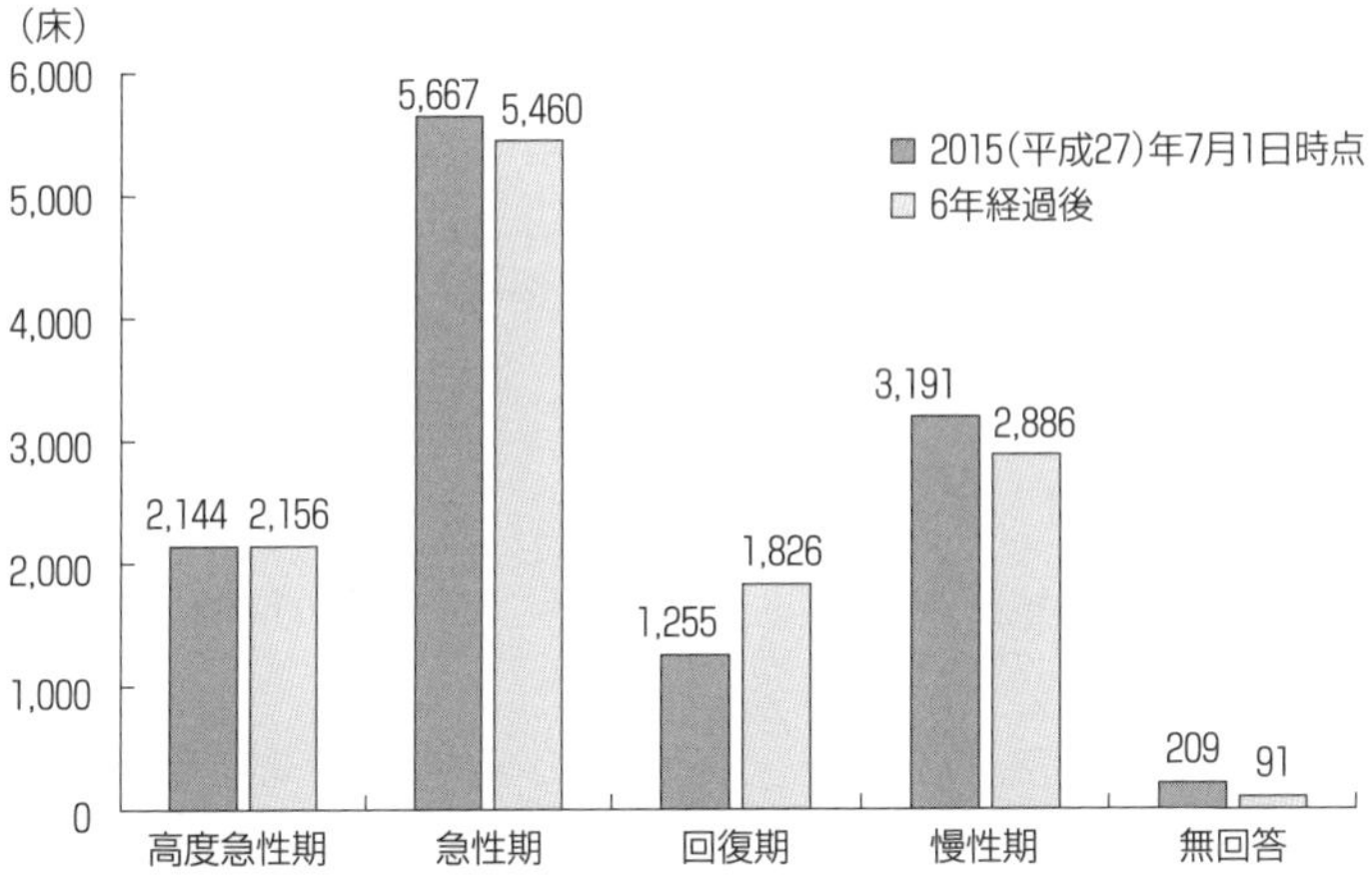

医療機能	2015年7月1日時点		6年経過後（予定）		差引
	病床数①	構成比	病床数②	構成比	②－①
高度急性期	2,144	17.2%	2,156	17.4%	12
急性期	5,667	45.5%	5,460	44.0%	▲ 207
回復期	1,255	10.1%	1,826	14.7%	571
慢性期	3,191	25.6%	2,886	23.2%	▲ 305
休棟等	209	1.7%	91	0.7%	▲ 118
計	12,466	100.0%	12,419	100.0%	▲ 47

図7　医療機能の現状――2015（平成27）年病床機能報告の概要
出典：滋賀県調査.

地域医療構想について

続きまして、地域医療構想ということで、平成二八（二〇一六）年三月に本県が策定したこの構想について、説明をさせていただきます。地域医療構想は、これまでお話をしてきましたような背景、つまり、慢性疾患や、複数の疾病を抱える患者が増え、またリハビリのニーズも増え、自宅、介護施設など、地域で暮らしながら医療を受ける患者が増えてくるという変化を受けて、各都道府県が策定することになったものでございます。地域医療構想で目指す姿を明らかにして、高度急性期から在宅医療まで、患者さんの状態に応じた適切な医療を地域において効果的、効率的に提供する体制を作っていく。そして、患者ができるだけ早く社会復帰をし、地域で継続して生活を送れるようにするといった方向で、取り組みを進めようというものでございます。

そして、この地域医療構想の特徴の一つは、地域の医療需要、患者数の将来推計等をデータに基づき、明らかにすることでございます。こうしたデータを元に、構想区域ごとに必要な医療機能、これを検討していこうというものであります。検討にあたりまして、まずは、医療機能の現状がどうなっているかということを把握する必要があるということで、県内の病院のベッド数、ベッドを高度急性期、急性期、回復期、慢性期の四つの機能に分けて、各病院から、どの機能を、今、どれくらい持っているのかということを報告してもらう病床機能報告制度が始まりました。この構想を作った時点の元になりましたのが、平成二七（二〇一五）年の七月一日時点の各病院の病床機能ということでございます（図7）。

滋賀県では、総ベッド数が一万二四六六床という中で、それぞれの機能別のベッド数が図7にあるような状況にあるということが出ております。急性期が一番多いという状況です。併せまして、この報告では、その時点から六年経ったときの状態はどうなっていると予測していますかということも、病院から報告をいただくような仕組みになっております。あまり大きな変化は、この時点では出ていませんが、一つ特徴的なのは、回復期が増えているという傾向がございます。

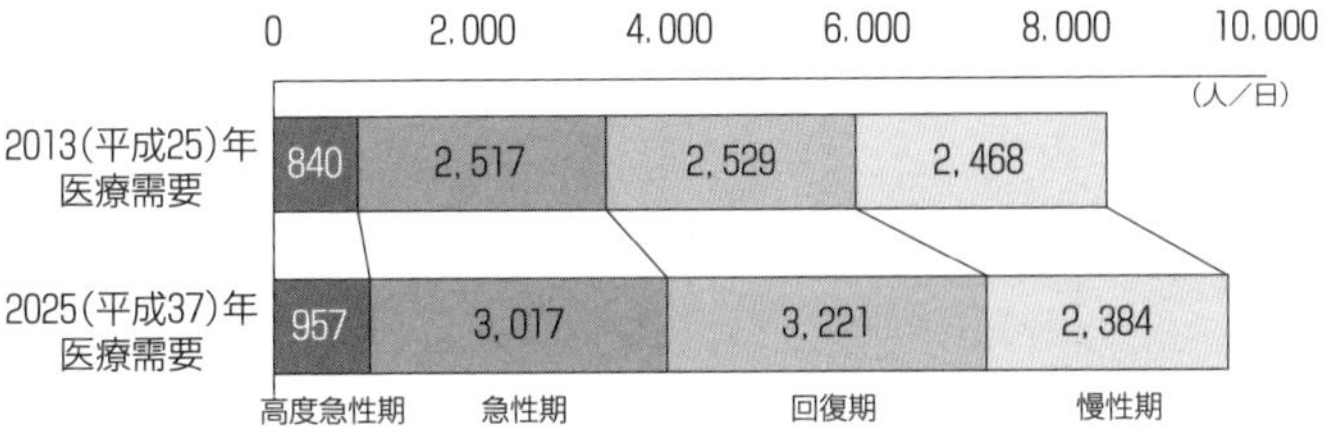

県全体	2013年 医療需要① 〔医療機関〕	2025年 医療需要② 〔医療機関〕	差引 ②－①	増加率
高度急性期	840	957	117	114%
急性期	2,517	3,017	500	120%
回復期	2,529	3,221	692	127%
慢性期	2,468	2,384	-84	97%
計	8,354	9,579	1,225	115%

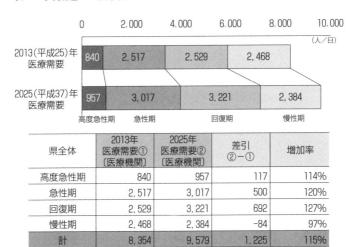

図８　医療需要の推計――「地域医療構想策定支援ツール」より

注：医療機関所在地ベース・慢性期パターンＢによる推計.
出典：滋賀県健康医療福祉部.

この回復期というのは、急性期を終えた患者が、在宅復帰に向けたリハビリをしたり、比較的軽症な在宅療養患者の入院に対応する、こういう機能を担うベッドでありますが、ここの機能が増えるということは、まさに今後、高齢患者が増加するという方向性に沿った対応をしていこうということが考えられているということでございます。

医療需要の予測

次に、**図8**では将来の医療需要ということで、入院患者の数の推計をしております。ここに二〇一三（平成二五）年の医療需要とありますが、二〇一三年、一年間の入院患者さんの診療報酬明細書、レセプトデータと呼んでいますけれども、このレセプトデータから、それぞれの患者さんの状態が、高度急性期なのか、急性期なのか、回復期なのか、慢性期なのかということを、点数で機械的に区分しまして、それぞれ当てはめた人数が図8の「医療需要①」のような状況になっているということであります。これをもとに、年齢階級別の人口推計を掛け合わせまして、二〇二五年はどうなるのかということを推計したものが、図8の「医療需要②」に示された数字ということであります。入院患者につきましては、高齢の方が多いので、今後、高齢者が増加することに伴って、当然ながら、全体的な需要は大きくなるということが分かります。特に、この中で回復期は増えてきているということであります。

それから、在宅医療の需要は、県全体で二〇一三年の九二七八人が、二〇二五年には一万三九九五人へ約一・五倍になるという予測であります。地域ごとに見ますと、ボリュームでは、大津圏域が多いわけですけれども、伸び率では、湖南圏域がそれを上回って増えていくという予測がございます。

主な疾病別の医療需要の推移を見ていきますと、圧倒的にガンが多いということであります。ただ、ガンはある程度、高止まりをしておりまして、今後は高齢者に多い肺炎、大腿骨の頸部骨折といった骨折、この辺が増えていくということが予測されています。

入院される患者さんの動きを見ますと、滋賀県は交通アクセスが良いということで、患者さんの動きは二次医療圏を超えて大きいという状況があります。京都との患者さんの出入りも、一定程度あります。また湖南圏域では、大津圏域との間で出入りが大きい状況が見られます。

将来の病床推計

地域医療構想では、将来の病床推計をすることになっております。先ほど見ていただいた四つの機能ごとに、需要推計や患者の流れも考慮して算出するということになっています。滋賀県では、患者の動きが、今申し上げましたように一定程度ある、その状況が将来的にも変わらないという前提のもとで推計をした結果が、現在の一万二千床余りから、この推計では、一万一三一九床ということになっています。機能別に見ると、回復期で大幅に病床数を増やしていこうという推計となっています（図9）。

構想区域	医療機能区分	2025年医療供給	
		医療機関所在地ベースによる供給数（人／日）	病床の必要量（床）
滋賀県	高度急性期	957	1,277
	急性期	3,017	3,871
	回復期	3,221	3,579
	慢性期	2,384	2,592
	合　計	9,579	11,319

図9　病床推計（2025年）

注：病床の必要量は，供給数を病床稼働率（高度急性期75%／急性期78%／回復期90%／慢性期92%）で割り戻した数．

出典：滋賀県健康医療福祉部．

ただ、新聞報道等でよく見られますけれども、この推計はあくまでも参考値でございまして、現在あるベッド数をこの数に削減するのだという報道がよくなされますけれども、これはそういうことではなくて、あくまでも先ほど申しました、二〇一三年の患者さんの状態を元に、将来の人口推計を掛けて算出した推計値、理論値であります。

どういうことかと言うと、例えば、滋賀医大は高度急性期の病床ですと、報告をいただいております。そこの病床に、たまたまリハビリを受けているような回復期の患者さんが入院しているとしますと、病床機能報告では、高度急性期の病床としてカウントしておりますけれども、この将来推計では、この患者さんは回復期としてカウントされるということであり、実際にどこの病床に、どんな状態の人が入っているかということで、比べる対象が違うのだということを、まずご理解をいただいておく必要があるのかなというふうに思っております。

県としては、この参考になる将来推計ですけれども、それぞれの地域ごとに医療関係者等が集まっていただいて、自分たちの地域の医療、介護サービスのあり方について検討をいただき、主体的な取り組み、例えば、自分たちで、うちの地域にはどういう機能の病床が足りない、あるいは、こういう機能の病床が多いという中で、それぞれの病院同士、どういう調整をしていこうかということを話し合っていただいて、今後のそれぞれの圏域に相応しい病床機能を確保していくという検討をお願いしているところでございます。市町のご協力もいただきながら、必要な調整や、施策の実施など、県としての役割を果たしていきたいと考えております。

地域医療構想の実現に向けての取り組み

構想実現に向けての取り組みでございますけれども、基本目標は、誰もが状態に応じて適切な場所で必要なサービスを受けられる「滋賀の医療福祉」の実現ということにしております。四つの病床機能の整備と、在宅医療を中心とした地域包括ケアシステムの充実、これが、車の両輪のごとく進めていかなければならないと考えております。

病床機能の分化、連携ということでは、高度専門医療ということで、例えばドクターヘリの運行などによりまして、県内のどこに住んでいても命を守ることができる体制整備が必要であるという一方で、高齢化に対応した回復期機能の充実を図っていく必要もございます。地域包括ケアシステムでは、在宅医療や介護の基盤整備を進めるとともに、医療・介護の連携を、より一層高めるということが必要になってまいります。そして、こうした取り組みを進める上で、人材の確保、養成ということが、大変重要な課題であると認識をしております。こうした取り組みを総動員しながら、基本目標の達成に向けて努めてまいりたいと思っております。

そこで、地域医療構想では、推進にあたっての役割ということで、県民をはじめ、医療機関、介護事業者、関係団体、保険者、行政、それぞれの役割を整理しております。県民の皆さんに期待することとしましては、まずは医療や介護のサービスのお世話にならないように、自らの健康づくりに関心を持っていただき、疾病予防、介護予防の取り組みに積極的に関わっていただきたいということでございます。その上で、病気になったり、介護が必要となった場合には、安全で安心なサービスを受けるための貴重な資源を有効に、また、効率的に活用いただきたいというふうに思います。

こうした医療や介護のサービスは、これは従事する専門職も含めてですけれども、地域の財産というふうに考えていただきたい。この財産を守り育てて、みんなで有効に利用できるように考え、行動していく。そういうことが将来に向けての、安心安全な地域づくりに繋がるものと考えております。例えば、軽い病気で何でも大病院にかかるのではなく、やっぱりかかりつけ医にきちんとかかるというところが大事でありますし、また、こうしたことを大事にすることで、医師や看護師といった医療関係者の皆さんにも、良い環境を提供することに繋がるのだということも、お考えいただきたいなというふうに思っております。

在宅医療について

それから、在宅医療の関係でございます。あまり時間がありませんので、飛ばしながら行きますけれども。県民意識調査をしましたが、県民の皆さんは、最期をどこで迎えたいかというと、自宅だというふうにお答えの方が半分くらい、いらっしゃいます。前回二〇一二（平成二四）年の調査と、二〇一六（平成二八）年の調査ですが、若干減っておりますけれども、やっぱり自宅で最期を迎えたいという希望がございます（図10）。

ところが実際に、そうできるかと聞きますと、実現困難だという人が、七割近くいらっしゃいます（図11）。

なぜかと言うと、介護してくれる家族に負担がかかる、また急変時の対応が不安である、こういう実態がございます。そうした中で、二〇二五年の超高齢社会が、どういうことを意味しているのかということでありますが、先ほど触れましたけれども、医療・介護、双方のニーズが増加をするということであります。この先、急速に高齢者が増える見込みである湖南、あるいは大津の圏域では、その変化にどう対応していくのかということが、大変大きな課題となっております。

○県民意識調査(2016(平成28)年度)で「人生の最期を迎えたい場所」について聞いたところ,約半数の県民が自宅での看取りを望んでいる.

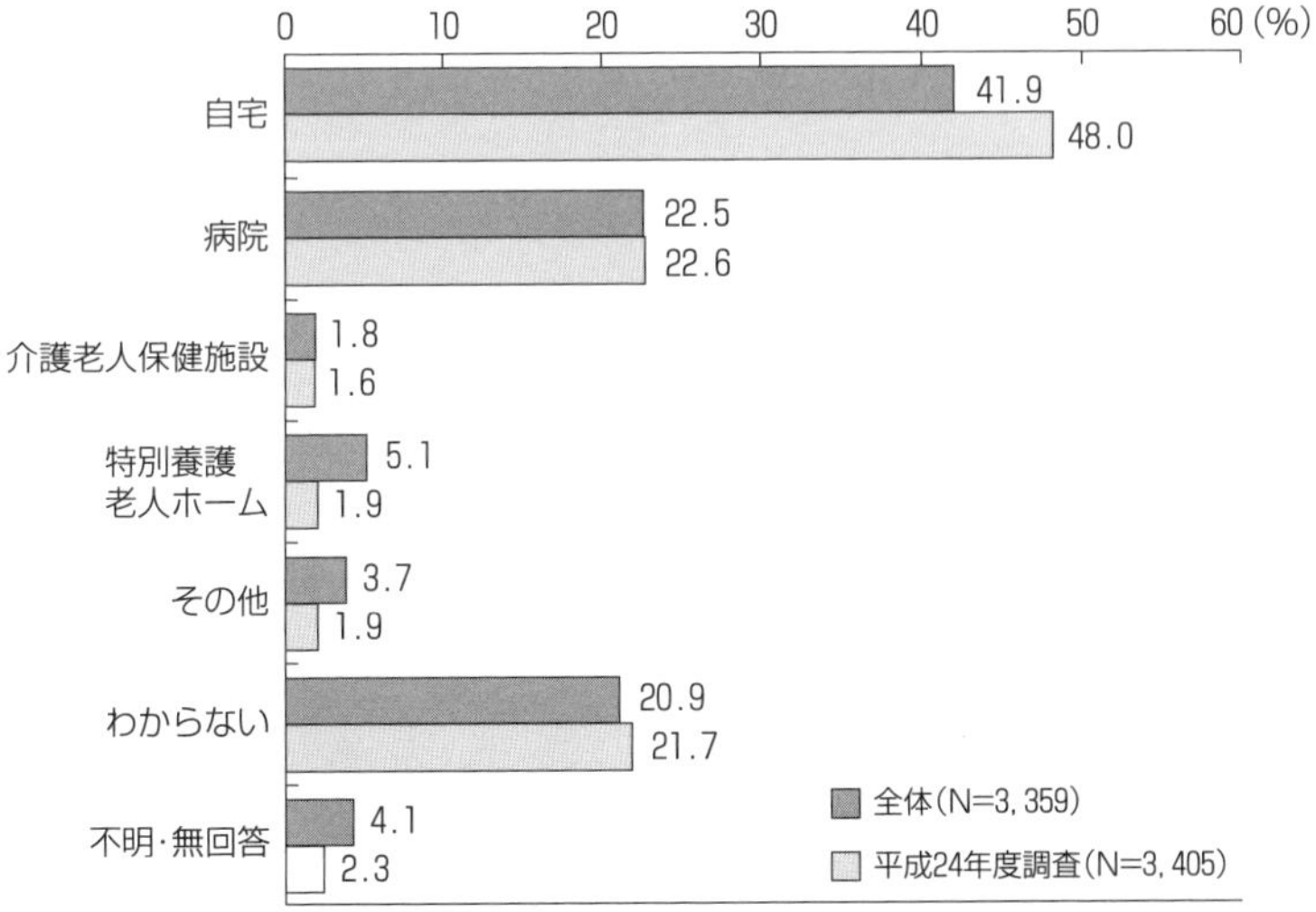

図10　県民の多くは自宅での看取りを望んでいる

注:2012 (平成24) 年度調査と比較するため,今回調査のみの選択肢である「有料老人ホーム」と「サービス付き高齢者住宅」の割合は,「その他」に含んでいる.
出典:2016 (平成28) 年度滋賀の医療福祉に関する県民意識調査.

一方で、元気な高齢者も増えるということであります。本県の医療福祉アドバイザーをお願いしております四国医療産業研究所の櫃本《ひつもと》真聿《しんいち》先生、ドクターですけれども、先生がおっしゃっていることですけれども、高齢者は、地域の担い手として、財産であり、資源であるというふうに言っておられます。また高齢者は、自分が「ありがとう」と、何かしてもらって感謝するというだけではなくて、やっぱり地域の中で、役割を担い、社会貢献することで、周りから「ありがとう」と言ってもらうということを、本当に望んでいるというふうにおっしゃっています。これからの時代、医療や介護に、べった

○自宅で最期まで療養できるかは，「実現困難である」が58.4%で，
「実現可能である」の8.2%を上回っている．
○2012（平成24）年度調査と比較すると，平成28年度調査では「実現困難である」と
回答した割合は2.7ポイント増加している．

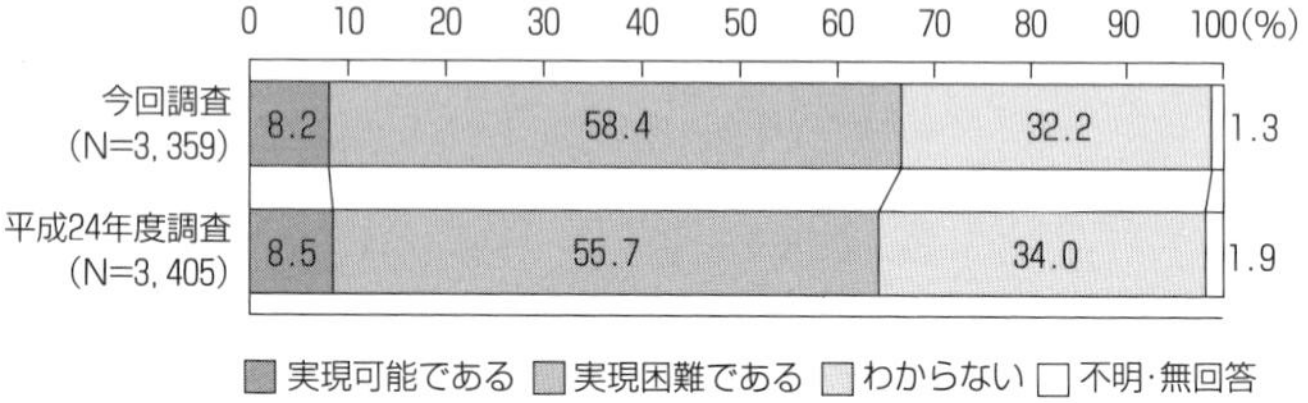

図11　一方、自宅で最期まで療養するのは困難
出典：2016（平成28）年度滋賀の医療福祉に関する県民意識調査.

りと依存するのではなくて、医療・介護のサービスを受けながら、仕事やボランティア、趣味など、社会の一員として、活動することが求められるのではないかということでございます。

治す医療から、治し支える医療へ

櫃本先生の言葉の続きでありますけれども、医療を生活資源として活用していく。また、その医療によって、生活を分断しないということが大事だということです。つまり入院も、あくまで地域生活を継続していくための一時的な対応であって、入院した瞬間から、どうやって自宅に戻って、何がしたいのか。自宅でこういうことをしたいから、自分は治して退院したいのだと。あるいは、そういうことを自ら思って、準備や調整をしていくべきだというふうに言っておられます。治らない病気を抱えて、生活する人も増えてまいります。「治す医療」から、「治し支える医療」へという転換をしていくために、看護師が中心になって、

生活の継続性を支えるということが、必要であるという指摘でございます。

在宅医療の提供体制のサイクルということで見てみますと、一般的に病気を患って、入院をします。そうすると、退院の支援が始まって、また自宅に帰っていく。そして急変時には、また入院をする。こういうサイクルを回すわけであります。そして、いよいよ最期は、この看取りということを迎えるわけですけれども、そのときに、本人や家族が望む場所での看取りが叶う環境整備が必要になってくるということであります。そのときに大事なこと、これは、本人が自ら決める、決めておく。先ほどの堀田先生のお話にもあったかと思いますけれども、食べられなくなったらどうするのかということを、自ら決めておく。そして、身近な人に話しておく。できれば、書いておくともっと良いということだと思います。また、周りの意識ということでは、在宅でそのまま死を迎えることを受け入れる地域社会の風土というのを、作っていく必要があるだろうと。

つまり、もう亡くなりかけている人を、何で病院に運ばないのだと、どうして救急車を呼ばないのだと、そういう意識ではなくて、もうこれは、この人はここで亡くなられるのだということを、周りも含めて認めていく、そういう地域社会でないといけないのだろうということ

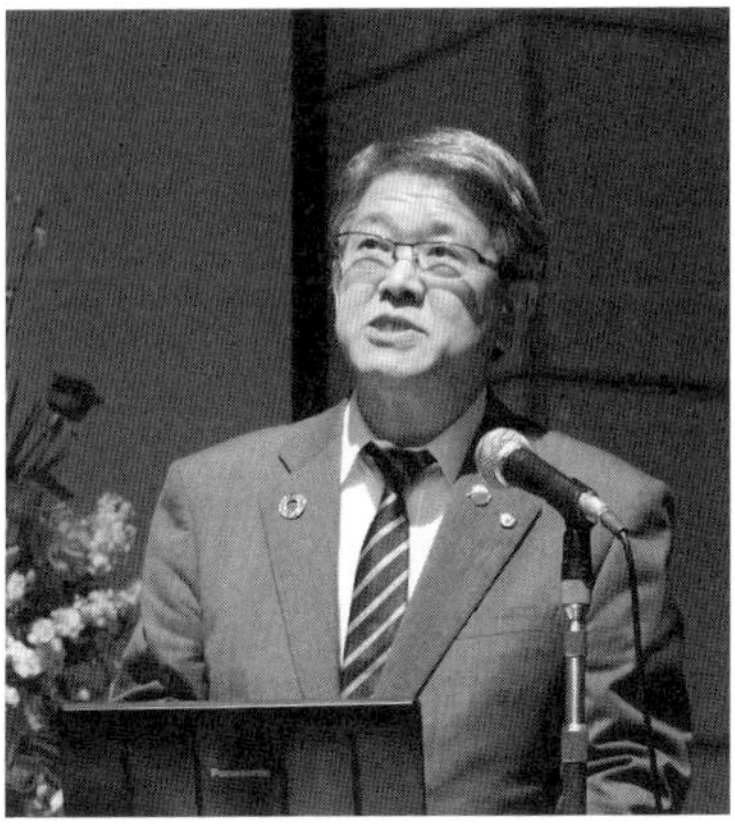
藤本武司氏.

であります。この在宅医療をやるための取り組みが、いろいろとございます。県では、①入院から在宅への円滑な移行の促進、②在宅療養を支援する医療資源の整備・充実とネットワークの推進、③本人が望む場所での看取りが可能な体制の整備、④在宅医療を担う人材の養成とスキルアップの仕組みの構築、⑤在宅療養を支援する拠点の整備という5つの柱ごとに取り組み展開をしております。

在宅医療を担う医師と訪問看護師の確保

もうほぼ時間がまいりましたが、最後に少しだけ話しますと、この在宅医療を進めていく上でのポイントというのは、やはり在宅医療を担う医師の確保と、訪問看護師の確保、養成だということであります。県としても、医師会、看護協会のご協力をいただきながら、取り組んでいるところでございます。また、この在宅医療の推進にあたっては、チーム医療の取り組みが重要だということを、考えております。医師だけで二四時間、三六五日の在宅医療を支え切れるものではありません。本県では、在宅医療の推進にあたって、かなり早い時期から、医師、看護師、薬剤師、ケアマネなど、顔の見える関係づくりと、地域リーダーの養成を重点的に進めてまいりました。今では、県内に、こうした五〇近くの多職種の活動が広がってきております。取り組み内容も地域ごとの事情に合わせて、継続性を大事に進めていただいておりまして、県にとっては、大変大きな財産であり、心強く思っているところでございます。そのキーワードですけれども、

「多職種、多機関の連携」を元に、「地域での協働」の取り組みが広がる中、「点から面へ」と展開し、地域包括ケアの仕組みが出来上がっていくと考えております。

地域福祉・在宅看取りの地域創造会議

あと、県の取り組みの若干の宣伝ですが、県レベルでも、この「地域福祉・在宅看取りの地域創造会議」という会議を立ち上げまして、月に一回のワーキングとか、年に一回のフォーラム、一一月一二日の日曜日に、近江八幡のG－NETしがで、今年度のフォーラムを行いましたけれども、こうした取り組みも行っているところでございます。また、滋賀県では、「誰一人取り残さない」という国連のSDGs（Sustainable Development Goals）の取り組みに参画しようということで、やっております。こうした取り組みを進めながら、このSDGsを一つの物差しとして、世界との繋がり、未来との関わりの中で、自分たちの今、そして、私たちがいる滋賀を捉え直そうということで取り組んでおります。この誰一人取り残さない社会の実現というのは、まさに、私ども健康医療福祉部の取り組みそのものでもございまして、組織目標にも掲げて取り組んでいるところでございます。皆さん、一人一人の健康づくりということを、特に意識していただきたいということで、最後に、「健康いきいき一〇か条」（図12）というのを挙げさせていただきました。ご清聴ありがとうございました。

司会　藤本様、どうもありがとうございました。

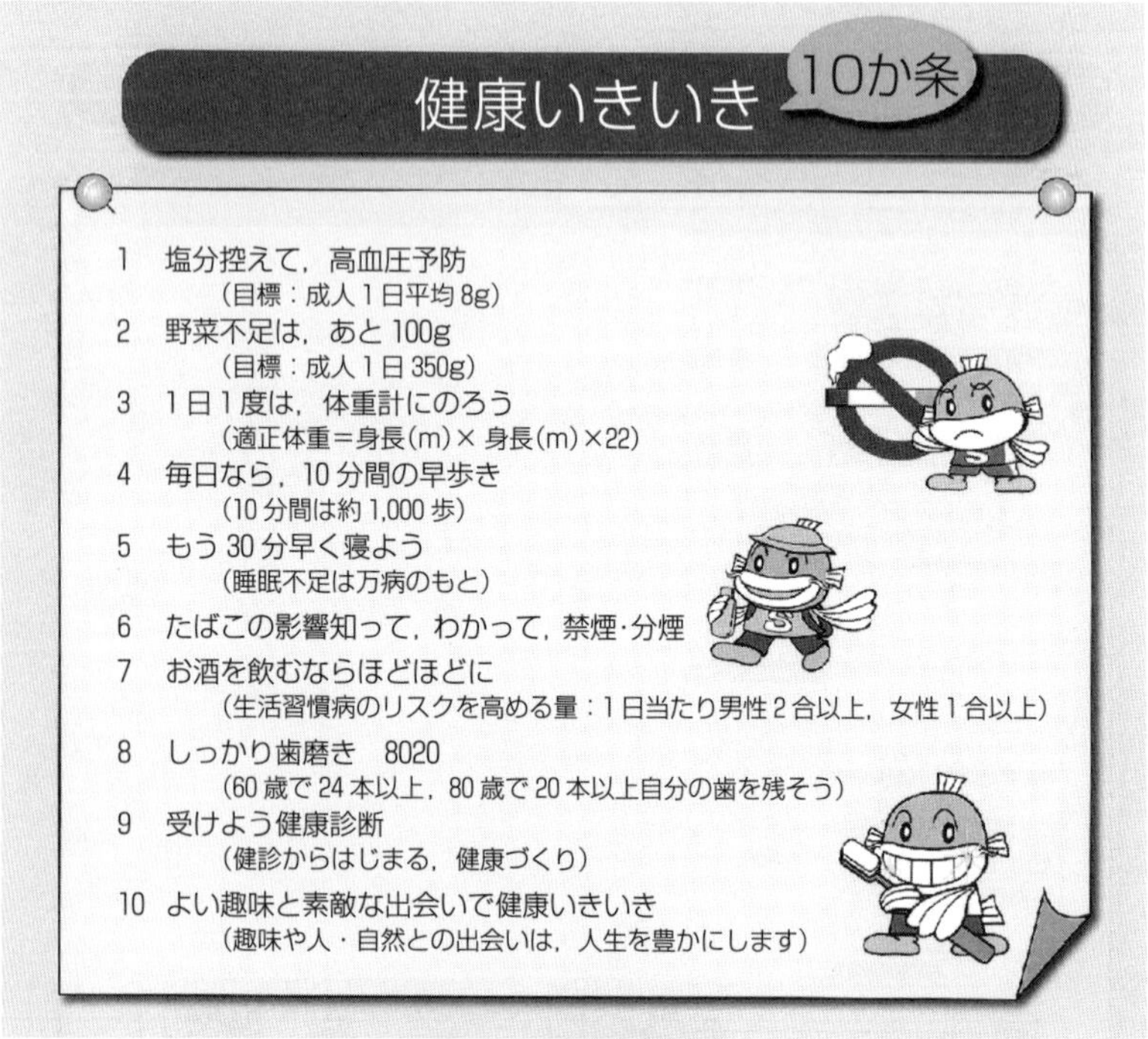
健康いきいき 10か条
1　塩分控えて，高血圧予防
（目標：成人1日平均8g）
2　野菜不足は，あと100g
（目標：成人1日350g）
3　1日1度は，体重計にのろう
（適正体重＝身長(m)× 身長(m)×22）
4　毎日なら，10分間の早歩き
（10分間は約1,000歩）
5　もう30分早く寝よう
（睡眠不足は万病のもと）
6　たばこの影響知って，わかって，禁煙・分煙
7　お酒を飲むならほどほどに
（生活習慣病のリスクを高める量：1日当たり男性2合以上，女性1合以上）
8　しっかり歯磨き　8020
（60歳で24本以上，80歳で20本以上自分の歯を残そう）
9　受けよう健康診断
（健診からはじまる，健康づくり）
10　よい趣味と素敵な出会いで健康いきいき
（趣味や人・自然との出会いは，人生を豊かにします）

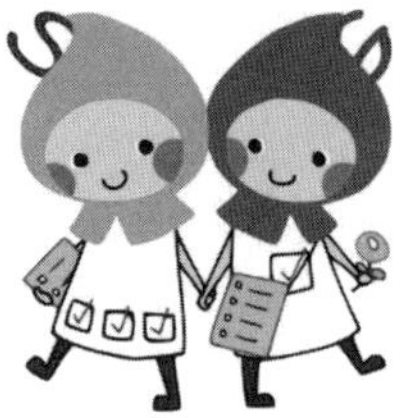

滋賀県健康づくりキャラクター
「しがのハグ＆クミ」

図12　健康いきいき10か条

出典：「健康いきいき21～健康しが推進プラン～」より．

コラム3　終の棲家は……

主のいない家

前回（コラム2で）お話ししましたように、妻の実家は両親がそれぞれグループホームと有料老人ホームに入所したため無人となっていました。今年三月に義母の意思により売却することになりましたが、実際の作業は私たち夫婦がせざるを得ず、これまで経験したことのないいろいろな出来事に遭遇しました。

斡旋業者を通じて買い手を探したところ、意外に早く買い手が見つかりました。私たちは一年くらいかけて家の処分ができればと考えていたのですが、売買契約を四月中に行いたいとの先方の希望で、それまでに家の中の一切合財を整理しなくてはならなくなりました。買い手は建売業者で、実家を取り壊し更地にしたうえで、建売住宅を建設し販売する予定です。

家財の整理

売却までに家の中を完全に空にしなければなりません。この作業がまた大変でした。妻の実家のある広島まで四往復、のべ一三日の日数をかけて家財の整理をしました。この経験で学んだことは、家財は売れるものはごくわずかで、大半はお金を出して処分してもらわなければならないということです。売れたものは祖母が残した、絵画・茶道具等の骨董類が五万円程度（多分買った時の値段は、その一〇倍以上でしょう）、箪笥等の家具・衣類・食器・家電製品その他は、二二万円の費用を支払って業者に処分してもらいました。業者によれば日本の家具は、タイやベトナムでは大変な人気で、古いものでも輸出されているとのことです（彼の地ではアンティークなのでしょうか）。
まだ新品同様の大型冷蔵庫・ドラム式洗濯機・カラオケセットやトイレットペーパーや洗剤などの未使用の消耗品は、以前から知り合いの社会福祉法人が経営する障害者のグループホームに寄付しました（これは大変喜ばれました）。アルバムや装飾品などの思い出の品は、一部だけ残して処分しました（思い切るのが大変でした）。
戸棚の奥や押し入れの中から賞味期限切れの飲料水が入ったペットボトルや非常用食品が山のように出てきたのには、呆れました。義母は一九三二（昭和七）年生まれです。戦時中の食糧不足の記憶が、きっとトラウマになっているのでしょう。

本人の意思確認

売買契約は、義母が当事者ですが実際の手続きは私たち夫婦が代行しました。買い手は、契約の前に司法書士が義母に面談し、売却の意思確認をしたいといってきました。おそらく過去の経験に照らして、契約をめぐるトラブルを避けるためであろうかと思われます。「悪徳の義理の息子が、財産をかすめ取ろうとしているのかも知れない」と思ったのでしょうか。今回、私は家財道具の整理で見つけたゼンマイ式のセイコーの腕時計をいただきました。古道具屋の値付けでは二〇〇〇円でした。

——「くらしと自治・京都」二〇一六年六月号より
（佐藤卓利）

事例報告Ⅱ

「ケアマネジャーから見た地域課題について」

社会医療法人誠光会 指定居宅介護支援事業所きらら 所長 森本清美

司会 それでは引き続きまして、事例報告の二つ目でございます。社会医療法人誠光会、指定居宅介護支援事業所きららの所長でいらっしゃいます森本清美様からご報告をいただきます。森本様は、兵庫県でお生まれになって、京都の第一赤十字病院、京都の南保健所で勤務をされた後、一九九五年に、草津市の野村在宅介護支援センターの所長として勤務を始められ、その後、二〇〇〇年からは、きららの所長、二〇一七年からは社会医療法人誠光会の介護局副局長も兼務されておられます。そうしましたら、森本様、よろしくお願いいたします。

森本 皆さん、こんにちは。ご紹介をいただきました、社会医療法人誠光会、居宅介護支援事業所きららの森本でございます。先ほどのハプニング（自動火災報知機の誤作動）があったことで、何かここにおられる会場の皆さんとは、運命共同体、一体化したのではと思えます。今日は、ケアマネジャーの立場から、地域の現状と課題をお伝えし、皆さんとともに一緒に考える機会にしていただけたらと思っております。

自己紹介とお話の趣旨

少し自己紹介をさせていただきます。私が所属します法人は、社会医療法人誠光会です。今日は同一法人の草津総合病院からも、職員がたくさん応援に来てくれています。日頃は草津ケアセンターという介護老人保健施設の一階にありますきらら の事務所で、六名のケアマネジャーとともに笑顔とチームワークを大切にしながら、仕事をさせていただいています。

今日は皆さん、さまざまな立場で参加されていると思いますが、今からお話をさせていただくことを、それぞれのお立場ということだけではなくて、「わがごと」、自分なら、というような思いで聞いていただけたらと思います。今日お話をさせていただく内容は、少しケアマネジャーについてお話しさせていただき、草津市の在宅医療、介護連携推進事業が目指すもの、それから、事例を通しての地域の現状や課題について、ケアマネジャーとしての提案を述べたいと思います。

ケアマネジャーの仕事とは

ケアマネジャーの仕事は、一言でいえば介護保険を利用するにあたって、利用者さんのケアマネジメントをさせていただくことです。具体的には、利用者さん、家族さんから、脳梗塞になられたとか、あるいは認知症になられたとか、あるいはガンの末期となってしまったとかの内容のご相談をいただき、さまざまな生活の困りごとや不安を聞かせていただくことからはじまります。ただ、その困りごとだけではなくて、ご本人さんが、ご自宅でどんな暮らしを望まれるのかということを聞かせていただいて、さまざまな社会資源の調整をしていきます。

ケアマネジャーは利用者さんや家族の思いやニーズを知り、専門職やサービスを利用者さんに繋げ、利用者さんに必要な支援チームを作るのが役割です。ケアマネジャーの基本姿勢としては、利用者さんの人権の尊重、利用者さんの主体性の尊重、公平性、中立性などがあります。今日も私自身は、利用者さんの代弁者ということで、この場に立たせていただいております。ケアマネジャーは、ケアプランを作らせていただいていますが、そのときに大切にしていることは、まず包括的に、できるだけ全体的に利用者さんを知ろうということであり、どのような人なのか、どんなご病気で、どんな状態で、どんな家庭環境で、本人さん、家族さんはどのような生活を望まれ、どう生活を支援していくのかを、チーム全体で考え、支援をしていきます。

「自立支援」について思うこと

先ほどの堀田先生のお話の中でも言われた「自立支援」という言葉について思うことがあります。私自身は、長くこの仕事をさせていただいて、多くの利用者さんとの出会いを経験させていただきました。様々な要因で介助が必要となられた方の中には、「人の世話にはできるだけなりたくないなあ」とか、あるいは「役割をちゃんと持ち続けたい」とか、「人の役に立ちたいんや」

と、自分の思いをしっかり持っておられる方も多いです。ただ、私たちがそこにしっかり耳を傾けてないというのも、現状かなと思います。ケアマネジャーは利用者さんの思いを知ること、利用者さんを理解しようとすることが重要で、ちゃんと聴く姿勢というのを、簡単に言ってしまうんですけれども、意外と聴けてないのではと、日々反省をしています。ちゃんと聴くこと、ちゃんと向き合うことで、利用者さん、家族さんから、信頼を得られるケアマネジャーになれるのではないかと思います。

草津市の取り組みについて

先ほど、堀田先生からは、介護保険の成り立ちとか、あるべき姿を教えていただきました。藤本部長からも、滋賀県の状況や、県の目指すべき指針を伺わせていただきました。私からは、草津で活動させていただいていますので、少し草津市の状況を紹介させていただきます。保険料は、介護保険が始まって一七年になりますが、保険料も、高齢化率も、約二倍になってきています。六五歳の七人に一人は、介護認定を受けておられ、約四二〇〇人の方が、介護保険サービスを利用し、在宅や施設で生活をしておられるのが現状です。

図13は、草津市長寿いきがい課から、お借りしました。先ほど、藤本部長のほうからもお話がありましたが、二〇二五年の問題とか、二〇三〇年に四七万人の看取りの難民が出る、というようなことが言われていますが、草津市も、死亡数の最大のピークは、二〇二七年から五年間と見

込まれています。そのため、草津市でも、在宅医療・介護連携推進事業の目標として、市民一人一人の健康寿命の延伸が図られること、それからニーズの調査から、人生の最期は自宅でとのご希望が多いということで、その希望に応える体制づくりを目指していて、これまでの「してあげる」から、その人の能力を引き出すための支援へと、医療や介護に従事している私たち専門職の意識改革もしていかなければいけないということも、言われています。

保険料　2,712円 → 5,299円
（2000（平成12）年）　（2015～2017（平成27～29）年）

高齢化率　11.7% → 21.34%
（2000（平成12）年）　（2017（平成 29）年 3 月）

65 歳の 7 人に 1 人は介護認定者

居宅介護（予防）サービス受給者	2741人
地域密着型（予防）サービス受給者	854人
施設入所	574人
	（2017（平成 29）年3月）

図13　草津市の状況について

出典：草津市介護保険課.

在宅での限界点を引き上げる

自宅で安心して、看取られる患者さんが増えること、人生の最期を迎える直前まで、在宅で過ごすということで、在宅の限界点の引き上げというのを考えています。草津市が目指している在宅医療と介護の姿の方針、ちょっと大事なところなので、読ませていただきます。「医療的ケアが必要になっても、住み慣れた草津（本人が望む場所）で生活し、自宅（在宅）で最期を迎えることができる（もしくは直前までは在宅で過ごせる）体制を実現する」ということを、方針とされています。そのための方策としてはケアマネジャーへの期待も多く、①本人とその家族の思いに寄り添う支援、②本人や家族そして地域への啓発と発信、③切れ目のない医療・介護を提供、④多職種との協働・連携の推進、⑤個別支援から地域課題の把握を、と言われています。この後は、個別の事例をお話しさせていただきますが、これらの事例を個別（個人）の課題としてではなく地域の課題と考えて、発表させていただきます。

二つの事例紹介から地域での支援を考える

事例の紹介をさせていただきます。七八歳の男性で、介護3の方でした。草津市に転入された独居の方です。ガスの付けっぱなしや鍋の空焚きもありました。奥様は、六年前にすでに亡くなっておられましたが、夕方になると、「妻が帰ってこない」と大騒ぎをされていました。さまざまな生活上の支障があり、流しから水があふれ出して、階下の住人より大家さんに苦情があって、ケアマネジャーに連絡が入りました。ケアマネジャーとしては、電磁調理器の提案やさまざまな介護保険のサービスを開始し、地域からは民生委員さんにも支援に入っていただき、在宅での生活ができていましたが、散歩等に出かけられ、自宅に戻れなくなることが多くなり、在宅の限界ということで、特養の入所になられました。

次の事例は、高齢者二人暮らしの世帯でした。ご主人も奥様も要介護3、介護サービスも活用していただきましたが、それだけでなく、この二人には、地域の人々にすごく大きな協力をしていただきました。皆さんはゴミ出しをすることは、そんなに大層なことと思われていないかも知れませんが、ゴミを出したりとか、その集積場の当番の掃除、犬の散歩であったり、外出支援、話し相手というところは、すべて、地域の方にご協力いただいたことで、この二人は、ずいぶん長く、在宅での生活が継続できたというケースです。

ここで私が述べたいことは、以前は認知症になられたら、一人暮らしになられたら、すぐに施設というイメージがありましたが、認知症になられても、一人暮らしの方も住み慣れた家で、地域で、暮らし続けられるためには、地域の方々の理解、サポートが重要だと思います。認知症という病気を、皆さんが正しく理解をし、できる範囲で無理なく、ちょっとした声かけ、あるいは、お互いさまという気持ちでのサポート、地域での見守りや、「おやっ」と思ったら、ちょっと早目に地域包括支援センターに相談をいただく。あと、行方不明時には、自治会を含めた支援体制で対応するなど、これもお互いさまというような意識で整備をしていただけたらと思います。

コラム4　認知症による生活トラブルと地域での支援

認知症の症状による「記憶障害・見当識障害・判断力の低下等」から、地域の中で生活トラブルが発生してしまうこともあります。例えば、指定日以外に生ゴミを出してしまい、近隣の方から指摘をされると、その記憶がないため「自分のではない」と否定する。指摘をされたことでゴミを出せなくなり、家の中にゴミが溜まり、悪臭を発生させ、街の景観にも悪影響を及ぼすなどの事例があります。その他にも、回覧板が回せない、町内の様々な活動に参加できなくなることで、地域から苦情や不満が寄せられます。

　認知症になられても、また認知症が重度な状態になられても、利用者の望む場所（地域・在宅）でその人らしく、尊厳ある生活を継続するためには、地域の方と専門職・行政が一緒に状況を把握し情報を共有する必要があります。地域の方にも認知症について正しく理解していただき、地域の方にとっての心配や困りごとも一緒に考えていけるように、共に支援チームとして協働できればと願います。

　このご夫婦の事例については、長年地域の役員をされ、高齢になっても近隣の方と互いに協力しあいながら生活されていました。お二人に支援が必要な状態になってからも、近隣の方との関係が途絶えることなく、友人の方が気軽に自宅に上がり込み、一緒にお茶をしたり、会話の中で自然と「お互いさま」という自発的な手助けにつながっていたケースです。

　担当者会議等にもご友人が参加していただいたことで、地域の方が利用者の「この家で今まで通り二人で暮らしたい」との思いや、生活状況、今の課題を共有・検討することができました。インフォーマールサポートと専門職が、しっかりと連携できていたことも上手くいった要因ではありますが、ご友人としての思いが利用者の生活を支える大きな支援となりました。

　しかし、この事例の様に、地域が関わりを持たれたケースばかりではありません。一般的には、介護保険サービスが導入されると、今までの地域の支援・関係性が変化し、関わりが減ってしまうなどの現状があります。私たちケアマネジャーは、サービス導入後も、ボランティア（有償等も含む）などにつなげる事や、以前の関係をつなぎ戻すことなど個々の多様な生き方・暮らし方に寄り添った支援ができるように、利用者とその家族が暮らしてきた地域にもっと目を向けることが課題となっています。

（森本清美）

在宅で最期を迎えた事例

次は、在宅看取りのお話です。これについては先ほど、藤本部長のほうからもお話がありましたが、この事例は、七六歳の女性で肺がんの末期の状態でした。お一人暮らしで、隣近所に長男家族さんと、長女さんが住んでおられました。ご本人さんは人一倍働き者で、子育てをしながら工場に勤められ、田畑で野菜作りをし、お孫さんができてからは、忙しい長男夫婦の手助けをとの気持ちで家事や孫の世話をし、三人のお孫さんからも慕われておられました。若い頃から病院が大嫌いで、「亡くなるときは、絶対、病院では嫌や」というような思いが強かった方でした。経過は、病院の医師から肺ガンの末期であり、数か月の命という診断をされていました。ご本人さんが在宅看取りを希望され、ご家族さんもそれを受け入れられ、在宅医と訪問看護師さん、それぞれのサービスの事業所のチームで、支援をさせていただいていました。

ただ、在宅療養の経過のなかで、だんだん食べ物とか飲物が入りにくくなったときに、近くのご親戚の方とか、近所の方とかが、その様子を見られて、「こんな状態で、家で介護してたらあかん。病院に入院させてもらって、胃ろうとか点滴の治療をしてもらわないと、このままやったら、死なせてしまうやないか」というような言葉を発せられたのですが、その言葉は家族さんを、動揺させてしまいました。しかしその家族さんからは、私たち支援チームに、「どうしたらよいのか」とのご相談をいただきましたので、私たちは「本人さんが何を望んでおられるのか。その望みをかなえたいですね」というアドバイスをさせていただいて、在宅での生活が継続できました。最期は、三人のお孫さんから「おばあちゃん、ありがとう」の声を聴きながら、自宅で亡くなられました。

私はこのことからも、家族だけでなく地域の方の在宅看取りへの理解が重要だと思います。死ぬときは病院という固定観念から、本人と家族の状況や希望に添って、病院、施設、地域、自宅など、看取りの場所は多様化していくのではないかと思います。ただし、なかなか死を語る場所がなかったり、在宅で最期を迎える場合、「孤立死」とか、「孤独死」とかというような悪いイメージや誤解も多くあったりします。今後は、もしかしたら、自宅で住み慣れた家に見守られて、あるいは専門職とかご友人とかに見守られながらの最期、というのもあるのではないかと思います。

先ほどの藤本部長のお話の中で、「大切なのは、病院か自宅の看取りかという場所の問題だけではなくて、本人さんが死を平穏に迎えられるよう、みんなで支えていこうという意識と環境づくり」だということが、私の心に残っています。その人らしい終末期を支えていこうとすれば、看取りの対応が、三六五日二四時間体制になることを踏まえて、訪問診療・訪問看護・訪問介護の支援体制の充足は必須かと思います。

私からの提案＝死を語る機会を持つ

利用者さんの希望に添った看取りができる地域づくりに向けた課題としては、やはり、子どもさんとか若い世代は特に、身近な老・病・死を生活の中で経験できていないということも、地域の現状であるかと思います。これは私から皆さんへの提案ですが、できれば元気なときに、生きることや亡くなることは自然なことなので、生活の中で話題にしてほしいなと思います。例えば、皆さんが、今日シンポジウムから帰られて、ご自宅で夕食をしながらとか、おめでたいお誕生日に、あるいはお正月に、今年の目標を考えるときに、ちょっと先のこと、遠い先のこととして、自分はどのように生きたいのか、どのように逝きたいのか、という両方の「いきたい」を考える。そんなときには延命治療はどういうものか、どんな治療をしてもらいたいか、というお話を家族やお友達としていただくのも、とても大切なことかと思います。

ＡＬＳ患者の在宅ケアの事例

次の事例は、五一歳の男性の方で要介護5の方でした。その方の診断名はＡＬＳ（筋萎縮性側索硬化症）、運動神経細胞が侵され、随意筋の働きが次第に弱くなっていく病気です。いまだ有効な治療方法はありません。その方も筋力の低下、言語障害が見られました。呼吸困難なため、人工呼吸器を付けておられ、三時間ごとの痰の吸引が必要でした。ご性格は、大変温厚で世話好き、幼少時の甥ごさんとか、姪ごさんの世話をまめにされたこともあり、成長してからも、大変慕われておられ、親戚の本家の方とか近所の方からも信頼され、頼りにされていた方だそうです。八二歳のお母さまと同居されていましたが市内在住の妹さん家族との関係も大変良く、協力もしっかりいただきました。

ご本人さんは、このような状況になられ、呼吸困難等に対し「怖い」という訴えと「家に帰りたい」との思いも持たれていました。お母様は「去年の今頃は、まだ仕事をしていたのに、ほんまに心配なこともあるけど、できたら家に連れて帰ってやりたい」と言われていました。妹様は「兄を家に連れて帰ってやりたいし、できる限りの協力はしたい。ただ、同居しているのは、八二歳になる母だけなので、お母さんも倒れないよう、専門職のサポートをお願いしたい」と言っておられました。

実は、この事例の相談が病院の継続看護師さんからあったとき、事業所内で、「この状況で本当にちゃんと支援ができるのかと悩みました。ただ、このときに、『草津市がめざす在宅医療と介護の姿』の中の「医療ケアが必要になっても、住み慣れた草津、本人が望む場所で生活をし」、「その利用者さんと家族の思いに寄り添う支援をするのが私たちの使命」と考えて、担当ケアマネジャーと一緒に奮起しました。

担当は、今日この会場に来ている安達ケアマネジャーでしたが、同僚の六人のケアマネジャーも相談にのり一緒に事業所探し等のサポートをしてくれました。退院前の病院のカンファレンスのときには、二八名の在宅のチームが集まり、病院の先生、看護師さんからの情報を共有し、本人さん、家族さんに会わせていただいて、ご本人や家族の思いや不安もチームで受け止めました。

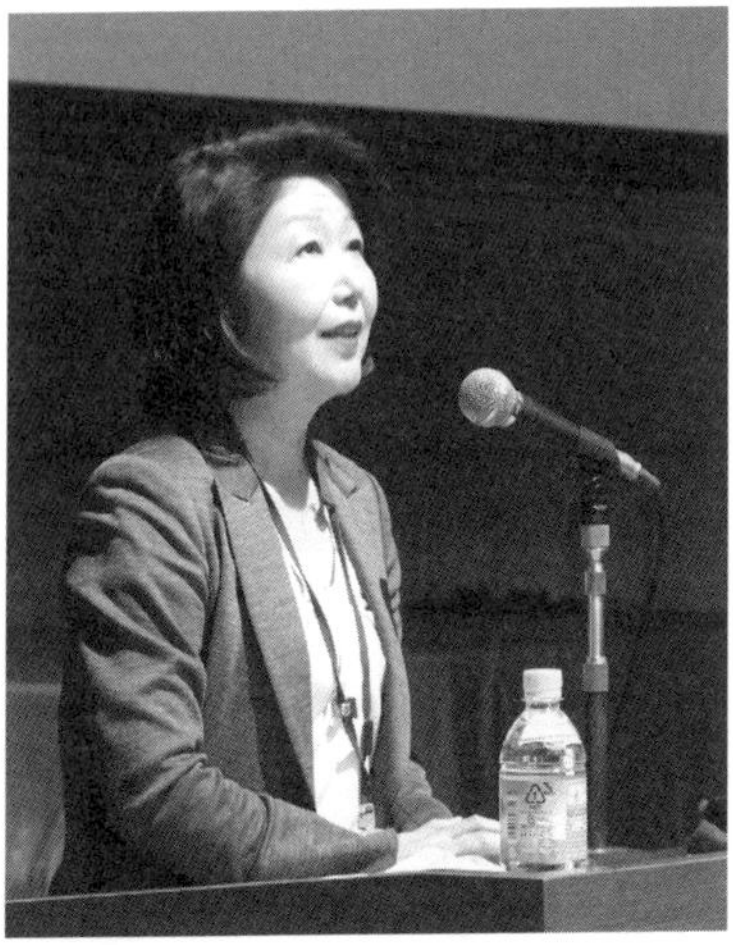

森本清美氏.

法令・制度のしばりを乗り越えて

ここで私が伝えさせていただきたいのは、草津市において、行政も事業所も、様々な取り組みをさせていただいていますが、制度内だけでは対応できていない現状があるなかで、医療ケアの必要性が高い状態での特異的な支援というのを、個別の課題とはせず、地域の課題として、市の職員や保健所の職員さんも一緒に支援を検討していただいたということです。一人の支援のために、多くの事業者、二つの病院、県、保健所、市役所が、チーム一丸となって取り組み、サービスの事業者さんも誠意や善意での対応、本来の提供時間以外の支援などの協力体制の中での支援となりました。

この重度な状態への支援の課題としては、現状の医療保険制度、介護保険制度のさまざまな法令での縛りでは、対応できないのが現状です。例えば、訪問看護ステーションは、三カ所のみの利用可能ということで、各事業所ともフルに活動という状況で、十分な受け皿がない状況でした。滋賀県は有難いことに、「在宅人工呼吸器使用特定疾患患者訪問看護治療研究事業」という滋賀県独自の制度があったので、それを活用させていただけました。

また訪問介護についても吸引等ができるようなヘルパーさんの事業所が少ないことや、訪問看護と訪問介護の同時の訪問が認められないとか、訪問介護の二時間ルール、あるいは、訪問介護の夜間対応であるとか、重度者へのケア等の専門性の充実がまだ図られていないというような、さまざまな課題が出てきました。

実際は、一〇日間しか在宅でのケアが実現できなかったのですが、Aさんが病院から退院されご自宅の玄関に着かれたときの嬉しそうな安堵された表情と、Aさんの家族からは私たち支援チームの精一杯の支援に感謝をいただきました。と同時に私たちに、例えば兄の様な状態であっても安心して長く在宅を続けられるよう「体制の充実をちゃんと図ってほしい」と課題を投げかけていただきました。また、きらで担当させていただいた安達ケアマネジャーは、今回Aさんに出会わせていただいたことで、「これからは更に諦めないケアマネジャーになります」と宣言するなど、ケアマネとしても大変成長をさせていただく機会を得ました。

ただ、私が危惧するところは、Aさんがまたお家に帰ってきたいとか、あるいは同じような状態の方が、この草津で生活したいと望まれたら、同じようなご苦労や不安をご家族や本人さんにさせてしまうような現状があることです。そのため、「Aさんが再入院されたことで何も課題を解決せずして終わり」にはしてはいけないなと思って、今日この事例を挙げさせていただきました。

ここで、この事例をさらっと終わらせてしまいたくないので、この課題は「医療依存度が高いケースへの支援の課題」として、次のディスカッションの中で、後でまた触れさせていただきたいと思います。

コラム5　質問「退職後の医療者にできることは？」

Q．参加者からの質問

退職後の医療者に何ができるのか。求められるものは何か。Aさんは地域（近所）の協力は得られなかったのでしょうか。家族の思いもありますが、退職後の医療者の協力とか連携はとれないものでしょうか。

A．質問へのコメント

地域包括ケアシステムの構築が今後さらに求められる中で、地域の人材・資源・力は重要です。特に、地域の人材は、現役の方々だけでなく、社会のさまざまな分野で活躍・実践されてきた方々です。専門職の方だけでなく、主婦、子育てをされてきた方、高齢者のサークルに参加されている方など、すべての方々が強みや力をお持ちの「宝石箱」のような存在だと思っています。

特に、医療職に就かれていた方たちは、今の在宅医療をめぐる国の制度や政策、認知症の方の支援・在宅医療・看取りなどの現状と、実際の地域における課題や地域の人の思いなどとのズレを理解していただける方と思います。ぜひ、認知症を発症されてしまわれた方やそのご家族、在宅で介護や療養されている方が、地域の中で孤立されないように、ズレや溝を埋めたり、橋渡しをしていただけたらと願います。

また、私たちにもぜひぜひお声をかけていただけることをお願いします。

（森本清美）

病院と地域をつなぐ

私たちは、専門職として国から、一人の人が亡くなるまでに消費する医療・介護資源を、利用者さんの満足度を下げずに三分の二に減らしなさいという、かなりハードルの高い指示を受けています。高齢者の方は入退院を、男性の方は三回から五回、女性の高齢者は五回から七回繰り返すと言われています。私たちケアマネジャーは、その入退院を一回でも減らすことができるよう、医療としっかり連携を密に図り、悪化予防を図る取り組みとか、あるいは、もし入院をされたときには、病院と在宅ケアのメンバーがしっかりチームが組めるようにと話し合いをして、「入退院の安心ロード。みんなでつなごう！　連携のバトン」をスローガンにして、今実践しています。

実は当法人でも、このロードについて、理事長が自ら声を出して、「もっと利用者がわかるように」というような意見を出してくれています。また、このロードを作ったおかげで、病院の看護局と介護局が連携を取って、今、人事交流ということで、病棟の看護師さんがケアマネジャーやヘルパーさんとともに、在宅に同行する研修をしています。嬉しいことに、研修などをしても、なかなか反応が少ないと思っていたのですが、実際に在宅に行っていただくと、看護師さんから、「在宅がどんな状況かわかった。病院からの情報提供の重要さと、あまり生活を見ていなかったことがわかってほんとに良かった」と言っていただきました。また、「病院から地域に目を向けること、足を地域に運ぶことが、ほんまに重要やわ」というように言っていただきました。病院と地域をつないでいける大きな一歩になっているかと、私は思っています。

地域でつながることが大事

皆さんに、私たち一人一人ができることを、少し提案をさせていただきます。これからはまずは、正しく知ること。藤本部長からもお話をいただいたように、決して明るい話題ばかりではなかったですけれども、介護のこと、認知症の方のこと、在宅看取りについてなどを、自分たちのこととして、わがこととして、地域のこととして、一緒に考えていただけたらと思います。

それから、地域の力、その強みを知ること。できたら、自分自身の力も引き出して、参加というよりも参画するくらいの勢いをみんなが持っていければと思います。もし、「こんなことが地域になかったら困るよな」とか、「こんなことがあったら、もう少し自分らしく生活できるよね」みたいなことも、ちゃんと言葉に出して、その地域の中でつくり出すということも大切なことかと思います。

そのためにも、ご近所、ご家族、仲間がもっと仲良くなって、「してあげる」ではなくて、「お互いさまやな」というような意識改革をしていく必要があるかと思います。それから、つながること。私たちは、「つなげる仕事」をしていますが、「ケアマネジャーが意外と地域とつながってないな」ということがあったりしますので、みんなが、つながるという意識をすることが大事かと思います。

役割と楽しみをもって生きよう

それから健康寿命を延ばすこと。セルフケア、健康維持、予防のために健診にはぜひ行ってください。病気のことはかかりつけ医を持ち、必要なお薬は、必ず処方通りに飲むことが大切かと思います。加齢に伴って、筋力とか、体力とか、栄養はすごく大切なことと思います。先ほど堀田先生もおっしゃられましたが、役割とか楽しみを持つ。人間が生きていくためには、やっぱり役割、楽しみを持つということがほんとに大切かと思います。ただ、心配なこととか、困ったことが起きたら、それは家族で抱えたり、自分ひとりだけで抱えこんだりせずに、まず地域包括支援センターとか、行政の窓口とか、あるいは介護のことであれば、ケアマネジャーにご相談をいただけたらと思います。では私の提案は、これで終わらせていただきます。ご清聴ありがとうございました。

司会　森本様、ありがとうございました。

コラム6　わからないことは聞いてみる

「終の棲家は……」その後

今週の月曜日朝一番の新幹線で京都を発って五日目、今は金曜日の朝です。これから広島のホテルでこの原稿を書き始めるところです。家を売却してグループホームと有料老人ホームにそれぞれ入居した妻の両親のことは、以前にこの欄で書きましたが、今は二人とも病院に入院中です。義母は昨年一二月末から、義父は今週月曜日からです。義父は火曜日に一〇年前に身体に埋め込んだペースメーカーを新しいものと交換するために入院したのです。

妻と私は広島に着くと、直ぐに病院に向かわずに区役所に行きました。義母の身体障害者手帳の更新手続に必要な医師の診断書のフォーマットをもらうためです。「滋賀県から来た」というと受付の職員さんは「まあ大変ですね」と同情してくれて、親切に対応してくれました。私は妻に付き添っているだけで、手続きはすべて妻がしたのですが。

パルスオキシメーターって何ですか？

軽度の認知症である義父は、昨年末から行動に異変が生じていたようで、施設長さんから入院の数日前に電話がありました。確かに数か月ぶりに会った義父は無表情でした。火曜日の朝に行われた手術は無事終了し、病室に戻った義父の意識はまだ十分に回復していませんでしたが、執刀医の「大丈夫ですか」という問いかけに頷いていました。

ふと見るとホッチキスのようなものが、義父の人差し指を挟んでいました。その機器に示された数字を見て、執刀医は「……が、九二だから大丈夫でしょう」と私たちに告げました。私は「……」が何を言っているのかわからなかったので、「九二の単位は何ですか」と聞いたところ、ちょっとムッとした感じで（これはあくまで私の主観です）、「パーセントです」と答えられました。九二とは血中酸素飽和度が九二％という意味だと教えていただきました。その機器には五六という数字も表示されていましたが、これは心拍数だということでした。

次の日、看護師さんが来られた時に、執刀医に聞きそびれたその機器の名称を聞き来ました。それは、パルスオキシメーターというそうです。この日の血中酸素飽和度は、九五で身体に充分な酸素が供給されているとのことでした。

義父の回復

木曜日には精神科のドクターが三人（多分一人は指導医で、二人は研修医だと思いますが、それは聞けませんでした）、義父のベッドサイドまで来てくれました。私たちがドクターに告げたのは、手術前と後での義父の表情の変化です。無表情であった義父は、ペースメーカーを交換した翌日から、表情が豊かになり、私たちとの会話もできるようになりました。そのドクターがいうには、古いペースメーカーの機能低下が心不全の原因となり、そのことが義父の認知症を悪化させたかも知れないということでした。もしそうであれば、認知症は治らないけれども、以前の「好々爺」の義父に戻ってくれるでしょう。

――「くらしと自治・京都」二〇一七年三月号より
（佐藤卓利）

コラム7　質問「病院と在宅ケアの調整の課題は何か？」

Q：参加者からの質問

現在、病院勤務でありますが、退院調整をする中で、たびたびケアマネさんや地域包括支援センターの担当の方と話し合う機会を持たせてもらっています。病院としては在宅で継続して看てほしい点をお伝えし、環境を調整し、退院を整えたつもりでも、数か月するとその患者さんが、再び入院されるということを多く経験しています。病棟看護師としては入院中から、患者さんの在宅での生活や支援・介護の現実について、もっとイマジネーションを膨らませる必要があると思いますが、病院側に求められることは何ですか。

A．質問へのコメント

1 情報の共有

高齢者の入退院は繰り返されることも多いのが現状ですが、ケアマネジャーとして担当の利用者さんが入院された時は、「予定された入院か、予測されていない入院か」をチームで振り返ります。予測されていない入院は「どうすれば未然に防げたか」を検討することが必要と思います。また、入院された時は、三日以内を目標に病院に在宅生活の状況等の情報提供を行います。退院までには、病院チームと在宅チームが顔を合わせ、利用者を中心として、入院の原因・経過・退院後の医療やリハビリ等の継続の必要性とその内容ついて、また生活の中での留意点についての情報を共有しておくことが必要だと思います。

2 医療職にお願いしたいこと

医療職にお願いしたいことは、㈠患者さんの診断と治療方針、㈡生活上のリスク・今後の経過予測・合併症・急性増悪の有無・機能改善の可能性、㈢生命の予後予測などを、医療職以外（利用者・家族・福祉職等）にも理解ができるように、平易に伝えてください。

教えてもらった内容をケアマネジャーがケアプランに反映することで、利用者・家族・介護を提供する専門職が、在宅で利用者さんが「どんな生活を送れば良いのかがわかる」ことになると思います。

3 医療と介護の連携について

最近の「医療と介護の連携」についての取り組みは多様です。病院の連携窓口となっていただける専門職と、地域包括支援センター職員・ケアマネジャー・行政の担当者等が連携会議を開き、現状や課題を共有し、課題解決に向けて様々な取り組みを行っています。

取り組み内容としては、病棟看護師さんがより在宅療養のイメージや利用者さんの療養生活に目が向けられるように、ヘルパーや訪問看護師・ケアマネジャー等と在宅へ同行する試みは、とても好評で今後も拡大していけそうです。

滋賀県介護支援専門員連絡協議会では、円滑な医療と介護の連携と、介護支援専門員の質の向上にもつながるよう、情報提供書や状況把握シートを作成しています。これからも一層の連携強化を目指して皆で努力していきます。

（森本清美）

パネルディスカッション

［パネリスト］

公益財団法人さわやか福祉財団 会長／弁護士　堀田　力

滋賀県健康医療福祉部 部長　藤本武司

社会医療法人誠光会 指定居宅介護支援事業所きらら 所長　森本清美

［モデレーター］

立命館大学社会システム研究所 所長　佐藤卓利

司会　それでは皆さんお揃いのようですので、ただ今から、パネルディスカッションに入らせていただきます。パネリストは、本日、基調講演及び事例報告をいただきました、堀田先生、藤本様、森本様、それからモデレーターとして、社会システム研究所の佐藤所長が務めさせていただきます。それでは四名の方々、前のほうにお願いいたします。

佐藤　それでは、パネルディスカッションを始めさせていただきたいと思います。先ほどのハプニングについて、森本さんは、それで運命共同体を自覚されたとおっしゃいました。私はそこま

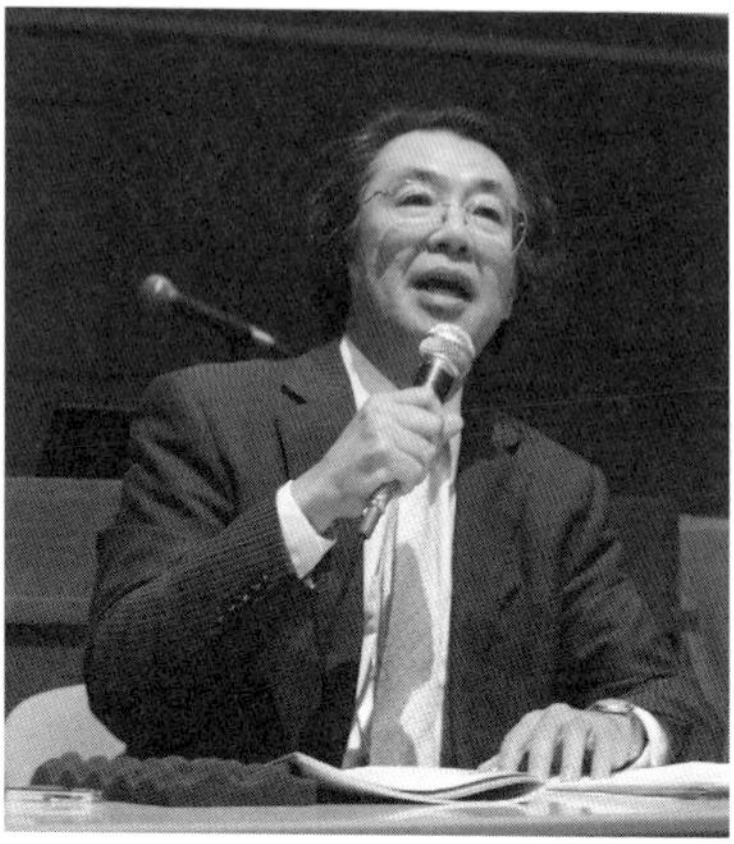
佐藤卓利氏.

での強い気持ちには至っていませんが、せめて、この場が医療と介護の学びの共同体の出発点になればいいかな、と思っています。

当初、こんなにいっぱい質問が来ると思わなかったので、今、一部読んだのですが、読んだ中で目についた堀田先生への質問がお一人ありましたので、それを堀田先生へお渡ししました。それ以外は、ちょっと整理し切れませんでしたので、一応進め方としては、先ほど少し時間の制約もあって、充分にお話していただけなかったところを、それぞれ堀田先生、藤本さん、森本さんに少し振り返っていただきたいと思います。そして改めて堀田先生から滋賀県や草津市の状況を聞いてお感じになったことがあれば、お二人にコメントをいただければと思います。

それと、滋賀県の健康医療福祉部長として藤本さんから、またケアマネジャーとして森本さんから、堀田先生に対しての質問を出していただいて、その三人の中でのやり取りという形でパネルディスカッションを進めたいと思います。モデレーターという言葉を、私は初めて聞いて、何をやったらいいのかという感じなんですが、ようするに三人の方々がおっしゃりたいことを、できるだけスムーズに言っていただくための調整と、タイムキーパーということで進めさせていただきたいと思います。ただ、これだけ多くいただいた質問ですので、後ほど全部、目を通させていただいて事務局で整理をした上で、三人のパネラーの方にも何らかの形でお伝えできればと思っております。ではまず最初に、堀田先生からコメントをいただけますか。

堀田　お二方のお話で、響いたことですよね。

佐藤　はい。それとご質問もお願いします。

滋賀県の先進性と縦割り行政克服の課題

堀田　分かりました。まず藤本さんのお話を伺って、とてもしっかりと、しかも遠い先を見ながら、今必要な施策を詰めて考えておられる。国の施策を上手にこなしながらも、国よりもしっかり戦略を立てておられて滋賀県は本当に素晴らしいなと感服いたしました。特に医療関係について、しっかり在宅医療を進めるために、これだけ多面的にお考えになっているところが素晴らしい。

現実にチームを作って、滋賀県の多職種協働を、各地域でこれだけ具体的に進めているのは住民にとっても大きな財産になりますし、地域包括ケアそのものを実現する非常に有力な資源にもなります（図14）。

ただ、包括的に医療を含めた在宅体制を進めていこうという中で、地域包括ケア体制を、高齢者を支える医療介護の連携プレーという姿からさらに踏み出して、地域共生として子どももお年

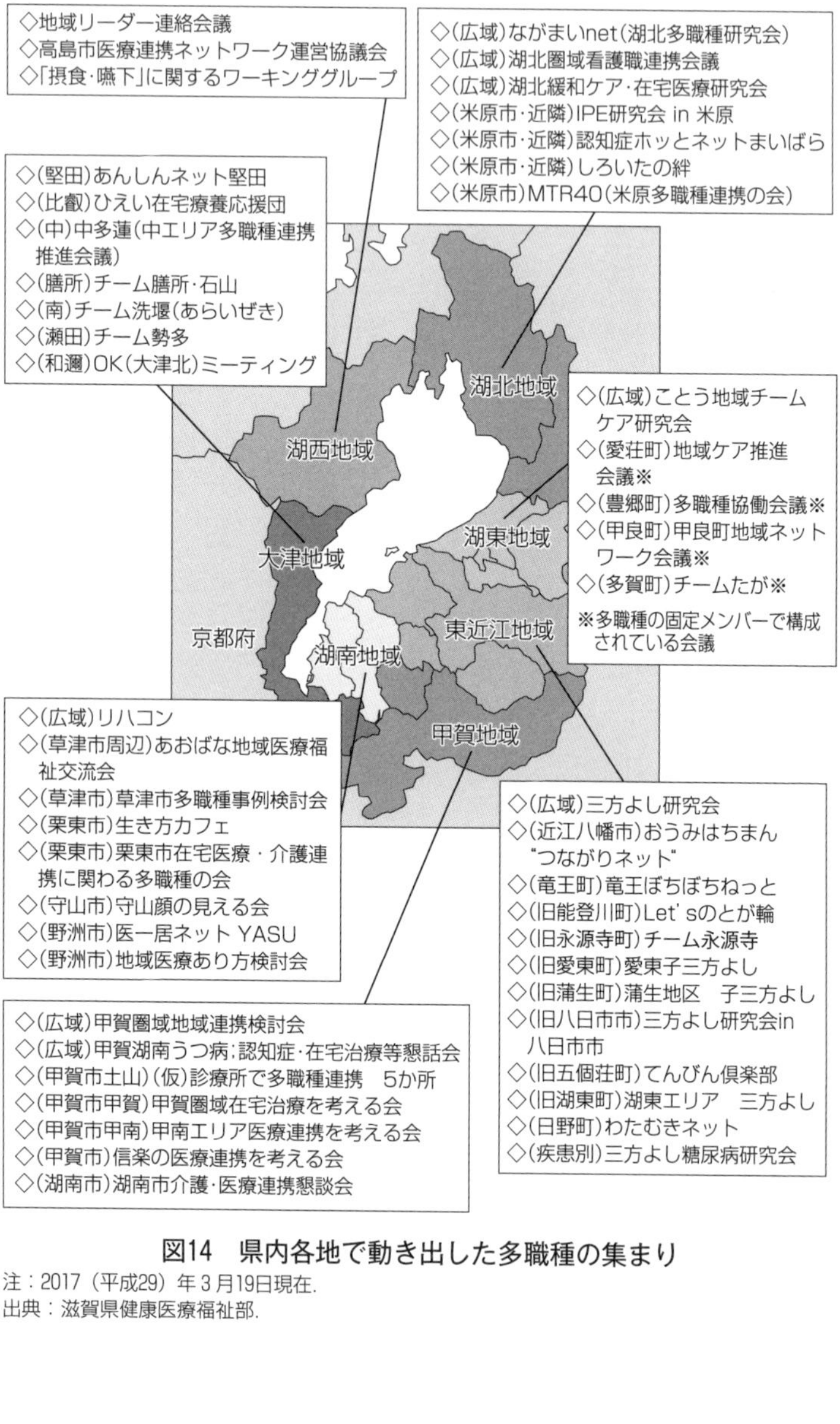

図14　県内各地で動き出した多職種の集まり

注：2017（平成29）年３月19日現在.
出典：滋賀県健康医療福祉部.

寄りも皆含めて、全体に進めていこうとなると、さらに幅広い、助け合いの仕組み作りになっていきます。それは、まさに助け合いそのものなので、そちらを目指さなければいけない。

そうなると縦割りの弊害というのが、全面的に出てきます。子どもの部局、高齢者の部局、障害者の部局、認知症の部局、それ以外の街づくりの部局、これら全部が協力し合いながら、それはそちらの仕事と押し付けずに、全部を自分の仕事という気持ちでやっていかなければいけない。このなかなか難しいところを、どのようにしてリードされるのか。それには、知事を含めて全庁取り組み体制がいるし、責任の押し付け合いは絶対に駄目です。そこをどういう腹構えで実現されるのか。たいへん大切な、しかし、非常に難しい課題なので、そこの実現について、どういうふうに藤本さんがお考えになっているのか、そこが伺えればとても嬉しいと思いました。どうしましょうか。それを伺ってから、森本さんの方に移っていいですか。

佐藤　はい。では、藤本さんお願いします。

多職種協働モデルと部局を超えた取り組み

藤本　たいへんありがとうございます。先生にご紹介いただきました、多職種の地域ごとの取り組みというのは、はじめはモデル的に、そういうリーダー養成をしようというところからスタートいたしました。在宅医療に取り組んでいただく医師を増やすための、研修プログラムをやったわけですけれども、そのときに、医師だけ集めても何もできないということで、その医師が属しておられる、市町村の他職種にも一緒に研修に来てもらうというふうなことをやりながら、それぞれの地域で、多職種の顔の見える環境を作ってもらうようなことをやってくださいというやり方をしていったことが、元々なんですけれども。それぞれの市町ごとに、また、その市町の中のエリアごとに、こうした取り組みが広がっていったということでございます。

これからの地域包括ケアということを、今お話をいただきましたけれども、先生のお話にありましたように、やっぱり、それぞれの部局、それぞれの分野ということではなくて、まちづくりという観点で、どう取り組むのかということが、これから必要になっていくのではないかというふうに私は考えています。ですから、福祉部局、あるいは保健医療部局だけが、こうした取り組みを地域包括ケアだから必要ですよね、大切ですよね、

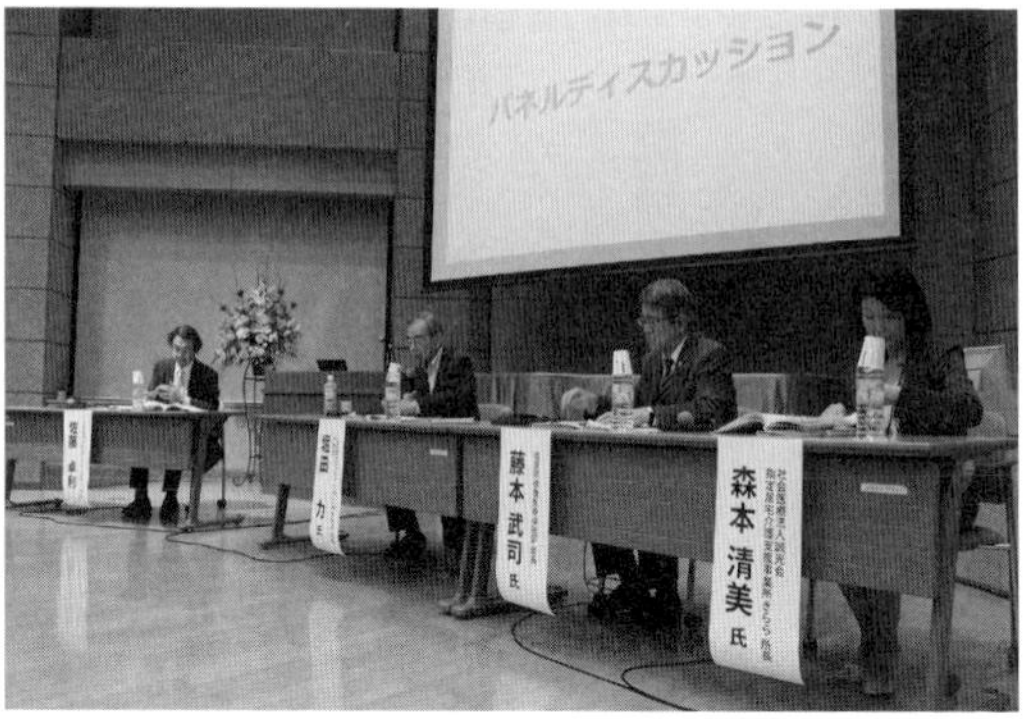

というだけでは、市町村の中ではなかなか取り組めない。したがって、まちづくりの部局の皆さんと、どう協力していくのかが大変重要な課題だと思います。

住民と行政が協働する仕掛けづくりを

そして、そういう住民協働を、普段からやっておられるまちづくりの部局の職員さんというのは、普段から住民の皆さんとの接点が多い方ですから、先生が一番最初にお話になったときにございましたように、上からやるとか、あるいは、どうやったらいいか分からないというような職員はあまりいなくて、むしろ、どうやって一緒にこのまちの課題を解決していくのかという視点でのアプローチをしていただける職員さんの部局ではないかと思います。したがって、そういうところと一緒になってどう進めていくかが課題です。

現に、滋賀県の中でもある集落でまちづくり会社をつくった。自治会長は一年で代わることが多いので、自治会ではない形で、自分たちの地域の課題をどうやって解決するのか。交通機関がなくて買い物にいけない、病院に行けない、そういう人たちをどう運ぶのか。あるいは電球が切れたとか、雪かきができないとか、ちょっとした家での困り事を、お互いにどうやって助け合えば、この地域で生きていけるのか。本当に行政サービスというのは、どこの地域でも同じようにあるわけではありません。自分たちの地域が置かれている中で、住民が困っていることをどう解決するのかということを、自分たちで考えようという取り組みが、もう既に始まっています。そういうところを参考にしながら、やっぱりどの地域でも同じようなことは起こるわけですので、そういう取り組みを主体的にやっていけるような仕掛けを、これから考えていく必要があるわけです。

医師を上手くチームに入れる工夫

堀田　なるほど。素晴らしいお考えをいただきました。多職種協働の方式は、本当に上手にやっておられます。お医者さんに、新しい仕組みに乗ってもらうことも難しいし、医師会と直接話すのも難しい中で、まず現場の必要性から、いろいろな職種の人に入ってもらって、その中に上手にお医者さんを入れて動かしていくというのは、なかなかに知恵のある動きです。今の共生、地域包括ケアを子どもも含めた大きな共生に持っていくのも、縦割りの中で、縦割りでないことをインプットする街づくりのセクションを作って、そこを媒体にしながら、うまく引き込んでいくというのも素晴らしいやり方で、感服いたしました。

利用者の生き方からアプローチする

それから、森本さんのお話も感動に満ちていまして、ケアマネジャーの理想で、全国的に見ても素晴らしい考え方です。利用者の方の主体的な生き方、生き甲斐を考えて、それを生かすように聞いていく。これは本当に地域包括ケアの目指す理想の姿です。普通はそこまで行かなくて、「どんな点が不自由をされていますか」から入るんですけど、そうではなく、生き方から入っておられるということは本当に素晴らしい。そういう素晴らしい活動が滋賀県中に、そして全国に広がっていってほしいと思います。

亡くなるときに、お孫さんたちが「おばあちゃん、ありがとう」と言ってくれて、その中で亡くなられたというのは理想的な亡くなり方です。「死なないで」なんて泣きつかれると、安らかに死ねませんよね。そこまでいったというのは、素敵なケアを実現しておられるからだと思います。森本さんはお話しそびれたところがありましたよね。法令の谷間でご苦労しておられてるところをぜひ聞きたいと思います。

佐藤　森本さん、よろしくお願いします。

行政と医療機関・介護保険事業所の使命

森本　ありがとうございます。今日は、草津市の行政の方もたくさん参加いただいています。私自身は二二年間、草津市内で高齢者の相談窓口やマネジメントを行ってきたなかで、草津市の行政の方とは、この間良好なパートナーシップがとれていたと思っています。担当の方はちゃんと聴く耳を持っていただいている方もおられ、ケアマネジャーが困っていることに一緒に相談に乗っていただいたりとか、「共に」というところをずっと大切にしていただいてきたので、この課題についても取り組んでいただけるだろうなということを信じて、ここに挙げさせていただきました。

まず、私自身もこれまでケアマネジャーとして、認知症の重度の方などの在宅の限界の引き上げをどうすればよいのかと考えながら仕事をしてきました。これからはAさんのような医療依存度の高い重度な方が増えていくのではないかなと思います。Aさんの支援を考えるうえで、Aさんだけの個別の問題として捉えず、地域の課題として、行政と医療機関と介護保険事業所が、地域でいっしょに取り組んでいくことが重要ではと考えます。

まず、地域の現状の支援体制を把握すること。それから介護保険の給付管理というのは、保険者である草津市がきちんと把握していただいているのですけれども、この給付は、支援ができた結果でしかないと思います。本人さんや家族が在宅を望まれているにもかかわらず、在宅の資源や整備の不十分さによって、調整困難だとか、支援が不十分で在宅が実現できなかったという事例があります。草津市でもさまざま施策、草津市にしかないような施策もあり、頑張ってはいただいているのですけれども、その施策では担いきれないところ、体制の不十分なところも残念ながらあります。介護保険が出来て一七年も経つので、元々の基準が今のニーズに合っていないのではないかと、私自身も感じることが多いので、ぜひ、そのことも含めて一緒に考えていただけたらと思います。

利用者のニーズに即した速やかな行政の動きを

もし、Aさんの事例と同じようなことが起きたときに、特例の個別事例に対して、もちろん私たちは法令遵守ということはすごく課せられていますが、行政の方も制度からなかなか踏み出せない。遵法意識が高いというところもあるのですけれども、その人の状況に見合った安心した暮らしが提供できるように、法令を中心とするのではなく、利用者さんを中心に主役に考えて、支援を考えていただく。それが、速やかに行政に相談できて、行政が決定できないと、限られた時間の中では、介護保険サービスを提供する事業所だけでは動けないですね。この事例においても利用者が病院に入院されてから、使えるサービスついて市が県に聞いてくださり、県が国に聞いてくださって、「こんな結果でした」ということがありました。

藤本部長にもお伝えしたのですが、このような事例の支援は他人事にせず、自分たちで解決しようというような意識を持っていかないと、今後もケースへの適切な支援や安心した支援というのには、繋がらないのが現状かなと思います。このケースをここで終わらせてはいけないと、私は思っています。

堀田　素敵なご意見でした。

行政と住民の関係は変わりつつある

佐藤　堀田先生から藤本さんの報告と森本さんの報告に、非常に高い評価をいただきました。今度は、藤本さんと森本さんから堀田先生のお話について、もう少し詳しく語っていただけたらいいかなと思います。

先ほど堀田先生は、行政について、ちょっと辛口の質問をされていましたよね。これまで行政は、後方支援ということはあまりやったことがないので、そこは不得意で、それをどうしていくのか、というようなところですね。これは滋賀県も草津市も、これから、もっと学んでいかなければならない点だと思いますし、行政の縦割りについては、先ほど藤本さんからお答えいただいたと思うんですが、そういう縦割りを行政が乗り越えていくには私たち住民側も行政全体のことを自分の生活と関わらせて知っていく努力をするということも、ますます必要になっていくのではないかと思います。

そういう点で言うと、まさに今日の堀田先生の基調講演のテーマでもあったと思いますが、行政と住民の関係が変わってきつつある。その関係を変えていく大きな原動力は、実は住民側にあるということを、私は今日教えていただいたのではないかと思います。そういうことも含めて、今度は藤本さんと森本さんのほうからより積極的に滋賀県ではこういうふうに考えているとか、草津市での実際のケアマネジャーの実践からこういうことは全国にも発信していきたいとか、そういうようなことをおっしゃっていただけると、学びの共同体の出発点になるのではないかと思うのですが、いかがですか。

公務員の意識改革＝住民のために法令を使う

藤本　いろいろお考えをいただきまして、ちょっと、どう整理するかと思っていますけれども。一つ、私が最近思うことは、行政と住民の関係という中で、公務員自身がどういうふうな考え方で仕事を進めるのかということが、住民との関係の中で、大切な要素になってくるのではないかと思っています。と言うのは、行政は単に法令の執行者というだけではなくて、公務員は一人の人間でもありますので、そこをどんなふうに自ら地域の課題に関心を持って、自分がどう解決すればいいのかということを、当然法令の適用はあるわけですけれども、制度を人に当てはめるということではなく、目の前の困っている人、生き辛さを抱えている人をどうするのかという観点から、何が使えるのかという発想ができる公務員になっていかなければならない。公務員自身がそういう意識改革をしなければいけないのではないかというのを、一つ思います。

現場を見ることが大事

それと、縦割りの話は、先ほど申しましたように、それぞれの部局だけで何かをしようということを考えずに、ほかの部局と一緒にやろうということなのですが、これは、行政の中でいくら話しても、現実味は帯びてきません。ではどういうことが必要かというと、やはり現場を見ることだと思います。違う部署の人間が同じ現場を見たときに、何を思うのか。そのときに自分たちの、こんなことができるんじゃないか、あるいはあれもできるんじゃないかということを持ち寄るという作業の中に、新たな分野を超えた取り組みの余地、あるいは、新しい制度化へのヒントみたいなことも出てくるのではないかというふうに思います。そういう意味で、公務員自身が住民の皆さんと一緒になって、しっかりと現場を見るという機会を、いかにして増やすのかということが、私自身が今行政の中にいて、大事なことではないかと思っています。

法令の適用を利用者中心に考える

森本　お昼にお弁当をいただきながら打ち合わせをする中で、待ち切れずこの事例のお話もさせていただきました。そもそも法令ができた背景というのは、利用者さんを守るためであるのに、全国の状況を見てみると、法令の適用が利用者さんのためではなく、事業所の都合を優先して違法につながってしまうこともあります。利用者さんのためにさまざまな法律上の規制が出来上がっているのだから、やっぱりそこはしっかりと、法令の適用を利用者さん中心に考えていいのではないかと、藤本部長も堀田先生も、おっしゃっていただきました。ケアマネジャーとして、たいへん心強い言葉をいただけたと思い、この場でも、皆さんと共有をさせていただけたらと思います。

佐藤　どうもありがとうございました。では、堀田先生お願いします。

住民主体で物事を考える

堀田　ありがとうございます。藤本さんからは、公務員としての心構え、新しい動きに対してどう心構えするか、それから、縦割りを解消するには、まず、みんなが現場を見ることが大事だという、たいへん適切なご指摘がありました。本当にその二点は重要な点です。

これまで公務員は法令にしたがって、職務を執行する。その法令というのは、公務員が主体になって、しっかり給付を住民の方々に提供するという、そういう仕組みの中へ、今度は新しく、

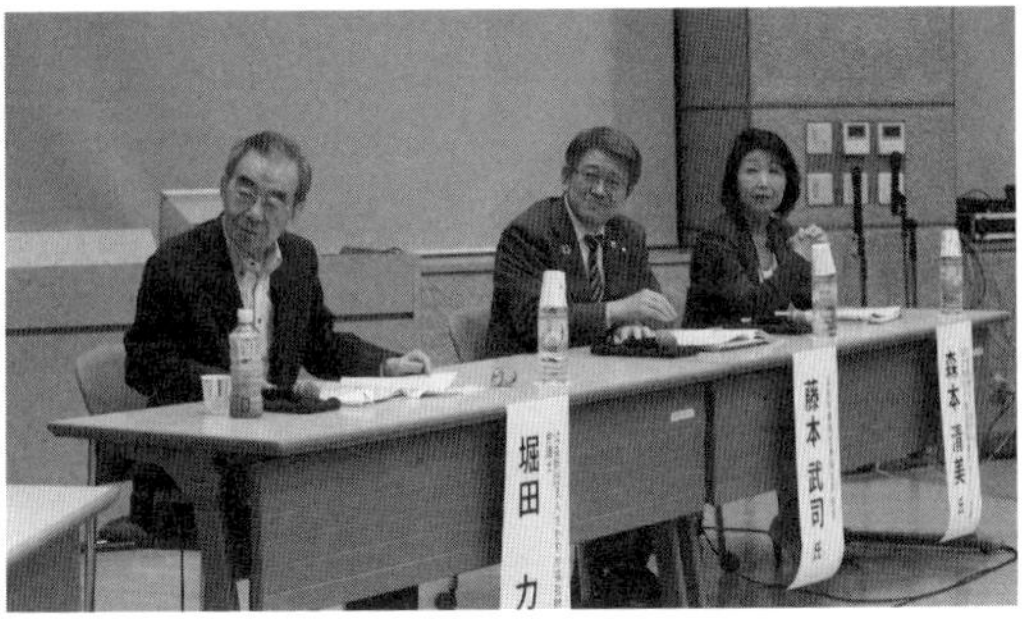

公務員が主体でやるのではなく、住民の方々が助け合いをやるんだよと、あなた方は後方でやりやすいようにするんだよと、そういう新しい制度を導入した。だから、これは従来の心構えとは全く逆です。主体は住民の方々なんだということで、公務員の方々は一八〇度感覚を変えなければいけない。そのことを心構えとしておっしゃったのだと思います。

それはとても大事なことで、住民が主体で動くとなると、例えば、住民の方々の集会を持つにしても、土曜日や日曜日の午後とか、ウィークデーなら勤務が終わった夜でないと、出てこれない住民の方がたくさん出てくる。住民主体でものを考えるということは、例えば、会合一つ設定をするにしても、平素自分が働いていない時間に設定しなければいけない、その時間に働かなければいけない。その覚悟をしてもらわないと、本当に住民の中には入っていけない。そこそちらが大事だという感覚を持ってもらうということになりますよね。

公務員の働き方を考える

藤本　おっしゃる通りだと思います。では、どういう働き方をするのかということは、これはこれで、我々に今課せられている課題でもあります。働き方改革ということで、どういう仕事の仕方をするのか。そのために、例えば勤務時間をずらすということも、一つの方法であります。それは手段として、いろいろな対応策は、考えられるのではないかと思います。

やはり現場を見ることが大事

堀田　そうですね、それからもう一点おっしゃいました。縦割りでなく現場を見るということもとても大事です。そこから始まります。現場を見に行くと、そこにお年寄りも参加している、小学生や幼児を連れたお母さんたちも来ておられる。幼児とお年寄りは会うから、仲良く、一緒にやっている。すると、幼児も幸せ、お年寄りも幸せで元気になっている。そこへ、児童担当の人が入ってきて、「何でお年寄りがいるんだ、児童の補助金を出しているのだから、お年寄りは来てはいけない」というのはいかがなものでしょうか。私はそうは思わない。やっぱり良いなと思いますよね。

逆に、お年寄り担当の人が来て、「介護保険からお年寄りのためのお金を出しているのに、何で子どもに使っているんだ。子どもは出ていきなさい」、そんなことを言うのは馬鹿げていることが、感覚で分かりますよね。そこが現場を見ることの大事さです。そこが分かったら、あとは高齢者のことだけをやるんじゃない、幼児のことだけをやるんじゃない、みんなで一緒にやってもらおう。そのために邪魔になる垣根は取り払いましょう。そして補助金の分担も上手にやりましょう。場合によっては、高齢者の分は、介護保険でお金がありますから、子どもと一緒にやって元気になるわけですから、これはもう高齢者のほうで補助金を持たせてもらいましょうと、そこまで、行政が話をするところまでいって、共生の実現ができると思うんですよね。だから、おっしゃった現場を見るということは、とても大事なことなので、そこまでいって欲しいなと思いました。

いいことは法令にあるなしに関わらずやればいい

それから、森本さんからおっしゃっていただいた、法令に隙間があって、現場が必要としているのにやれないみたいなことには、よく出会います。そういうことにならないように、いろいろな助け合いの活動と平素からネットワークをしっかり作っておくということが、基本的な解決だとは思うのですが、そこまで間に合わない、あるいは、必要な助け合いがなく困ったというとき、人間としてやるのが当たり前なことは、法令にあるなしに関わらずやればいい。そのことをおっしゃったのだと思います。

それが仮に法令違反だとしても、全国のいろいろな取締状況を聞いても、良いことをしているのに取り締まりをしたり、注意をしたりした例はないんですよね。良いことをやらずに、やったように誤魔化したり、やるべきことをやらなかったりしたときには注意が入っていますが。良いことをして、それがたまたまやってはいけないことだった場合、みんながやれることをやっているのに文句を言ったという例は聞かない。森本さんがおっしゃった通り、利用者中心の精神はとても大事で、素晴らしいご発言だと思いました。

佐藤　はい、どうもありがとうございます。藤本さん、なにかリプライはありますか。

責任論をどう考えるか

藤本　堀田先生のお考えを教えていただきたいなと思っている点は、一つは住民主体の取り組みを進めないといけないときに、行政が関わったときの懸念というか、思いますのは、責任論なんです。要は事故が起こったときに、それは誰の責任なのかということを、住民主体の活動をする上では、ある程度、お互いさまだと言ってもらわないと、あまりギリギリそこをやると、難しい問題がいろいろと生じるケースが考えられます。例えば、子ども食堂の取り組みでも、アレルギーの問題をどうするのかとか、事故が起こったらどうするのかだとか、細かいことを言い出すと、キリがない部分があるんですけれども、そこらへんのお互いさまというのと、責任論については、先生はどんなふうにお考えでしょうか。

堀田　そういう責任論はよく出てきます。まともに答えようとすると、何でもかんでも保険に入るとか、やるときに資格を審査したり、実力審査をしたりすることになる。すると、助け合い活動なんて、ほとんどやれなくなる。一方、その人が、なぜそういうこと言うのかという面から見ると、これはやりたくない人ですよね。責任論を言ったり、文句をつけたり、こうなるとかという心配をしたりする人の多くは、本音ではやりたくない。しかし、やりたくないと言えないから、やらない理由を次から次へと出しているに過ぎない。その証拠に、それに一つ答えたら、また次の、やれないことを言ってきます。これはもう相手にしない。

ただ、本当に心配しなければいけないことはあります。例えば、運転するときに、まったく保険に入っていないような車で運転してはいけない。そこはやる上で当たり前のことです。入っていますね、と確認すればいい。実際に、助け合いというのは、言ってみれば、自分の家族を助けるのと同じような気持ちです。人様を助けるのではなく、自分の仲間、家族と同じようにして、困っておられればやるということですから、事故なんてほとんど起こさない。例えば、車による移動ボランティアはたくさんいますけど、必ず、保険に入っていますが使った例はほとんどありません。それは自分の家族のように思って、大切に運転をしているし、それに急ぐ必要がない。大切に運転をすることに全神経を注いでやっていますから。

家事だって、調理だって、中毒を起こすのではないかなど心配する人がいますが、起こすのは、金儲けでいい加減なことをやっているところです。助け合いをやっている給食サービスが、そんな事故を起こしたことはないですよ。それは自分のこと以上に、大切にしているからです。ですから、まずなぜ言っているかを見抜いて、やらない気で言っているなと思えば軽く受け流して、相手にしないで進むのがいいのかなと、私は思っております。

佐藤　どうもありがとうございます。堀田先生、最後に質問が一件来たと思うのですが、それへのコメントをお願いしたいと思います。

人間は自分の力を発揮したいと思っている

堀田　はい。行政の立場から、住民に互助の大切さを伝える場合に、心掛けるべきポイントは何かという趣旨のご質問です。それは、お互いに助け合いましょうというときに、まずは上から目線で、助け合わないといけないという態度は、絶対に避けるということが大事です。その上で、「あなたが助けてくれたら、すごくみんな助かるよ」、「みんなが、あなたが力を発揮することを期待しているよ」という、アプローチの仕方がいいんだろうと思います。「みんなが、あなたが力を発揮することを待っている」、「あなたは素晴らしい地域を持っている」、「あなたがこれをやってくれたら、みんなが喜ぶ」、そういう期待をされると、人間は、自分の力を発揮したくなるのが本能ですから、乗って来てくれるものだと思います。

「May I help you?」=「助けさせてくれますか」と問う

一方、助けられるほうもプライドがあって、「俺は、人からの支援なんか受けたくない」、「そんな恩義を受けるのは嫌だ」という気持ちが強い場合がけっこうあります。それについては、「助けるほうも喜びなのだから、助ける人を、一つ、喜ばせてあげませんか」くらいの言い方が良いのかなと思います。英語では「May I help you?」と言うのが普通で、道などもいろいろ教えてくれます。助けるほうが、「助けさせてくれますか」という、そういう言い方をするのが普通です。「助けさせてくれますか」と言うのは、助けるほうが嬉しいからです。だから「あなたも人に助けてもらって、助ける人を喜ばせてあげませんか」くらいの気持ちで、「助けてもらうこともやってみませんか」という言い方が効果的かなと、これは体験からの話です。

住民がお互いに知り合う努力を

佐藤　どうもありがとうございました。もう予定の時間が来てしまって、ほとんどモデレーターの仕事をしないままに終わるのですが。最後に私の立場ですが、立命館大学の教員ですが、もう一つ、今町内会の会長もやっていまして、ついこの間、町内会長として「学区の医療と福祉を考える会」に出席しました。行政の方や、今日会場にお見えになっている方々に来ていただいたし、社会福祉協議会の方も、地域包括支援センターの方にも来ていただきました。

住民の代表として出させていただいたのですが、反省も込めて思うことは、住民は、住民と一括りにしてもお互いを知らない。いろいろな立場の方がいらっしゃる。本当にわがこととして、地域の方々の生活を考えるには、まず、お互いを知り合うという努力を強めていくことが大事かなと。その中で、新しく行政とのお付き合いの仕方ということも学んでいけるのではないかというふうに感じました。そういう点では、今日はその一歩となる機会を提供できたとしたならば、大変嬉しく思います。本当に、今日は非常に慌ただしく進行させていただきました。堀田先生、藤本さん、森本さん、会場の皆さん、どうもありがとうございました。
司会　皆さん、どうもありがとうございました。

コラム8　町内会長の仕事

役職が降ってきた

三月末で学外研究が終了し、四月から大学の教育と研究の現場に復帰した。学内政治と学内行政からは縁遠い所にいようと思っていたところ、学内ではなく町内から役職が降ってきた。四月から町内会長を務めている。

町内会長になったおかげで、小学校・消防署・警察署など、普段縁のない所にも出向くことになった。小学校には児童の登下校の見守りをお願いしている「スクール・ガード」のみなさんの保険加入手続きのため、消防署には町内の防火・防災計画作成の相談に、警察署には「こども安全パトロール」の委嘱状の受け取りに出向いた。

他にもまちづくり協議会理事会ほか、社会福祉協議会運営委員会、青少年育成区民会議、同和教育推進協議会などなど、町外のお付き合いも結構ある。「立命館大学ＢＫＣ近隣懇談会」という会議からも呼び出しがあり出席した。正直、まだ現役の小生には、ちょっと辛い。幸いベテランの副会長ほかの役員に助けられて、何とか役職をこなしている。

敬老会のお誘い

今朝は九時半から一一時ころまで、町内の七〇歳以上の方のお宅へ、学区社会福祉協議会主催の「敬老会」のお誘いと町内からの「敬老のお祝い」を持って、訪問させていただいた。実はこの町内は、一七〇世帯のマンション一棟が一つの町内なのである。一七階から三階までの各階を民生委員のご婦人と一緒に戸別訪問し、直接ご本人お会いしご挨拶させていただいた。お一人暮らしやご夫婦お二人で暮らしている方がほとんどである。なかには介護保険の認定受け、デイサービスに通われている方もいらっしゃる。マンションという建物の構造は、日常的にお会いしご挨拶する機会を少なくしている。一年以上お会いしなかった方もいらした。

「資産」としてのコミュニティ

マンションには、共有部分の資産維持のために区分所有者による管理組合があり、清掃・設備機器の保守点検などの日常業務を管理会社に委託するとともに、十数年に一度の大規模修繕のために多額の積立金を管理している。例えて言えば管理組合は、建物・設備＝hardwareとしての資産の維持を目的にしている。町内会は、その建物・設備を共有し共同利用する居住者のコミュニティ＝softwareである。安全・安心・快適に暮らすためには、二つの組織が必要である。

町内会は、居住者の「目に見えない資産」であるといえよう。その活動は、ほとんど無償の役員の貢献に依るところが大きい。快適なコミュニティを維持するには、居住者が順番に役員を務めることが大事であるし、役員だけでなく一般の居住者が、無理なく参加できる活動や催しを工夫する必要もある。小学生の登下校の見守りや防火・防災訓練などにも多くの居住者が参加してくれることを願っている。目下、町内会は、「だれでも参加できる町内会活動」をスローガンに、九月開催予定の「納涼祭」の準備を進めている。この場に普段お会いする機会のない町内の方々が多く集まって楽しんでほしい。

——「くらしと自治・京都」二〇一七年一〇月号より

（佐藤卓利）

コラム9　「地域共生社会」への視点と姿勢

三種類の町内会活動

昨年から町内会長を務めていることは、以前にお知らせした。町内会の活動は三つの種類に分けられる。一つは、本来的な自主活動である。たとえば納涼祭・バス旅行・餅つき大会などである。これらは我が町内の三大イベントである。今年度は残念ながら餅つき大会が、インフルエンザ蔓延のため中止となったが、これらの行事の準備過程で日ごろお話しする機会のなかった町内の方々と知り合いになれたことが、町内会長としては一番良かったと思う。二つは、広報紙の配布やビラの回覧など行政からの委託事務である。ゴミ袋引換券の配布もこれに当たる。三つは、社会福祉協議会・青少年育成会議・交通安全協会・体育振興会・まちづくり協議会など、町外の諸団体の活動への参加である。正直にいうと三つ目の活動が、一番しんどい。本来的には地域住民の自主的な活動であるはずだが、長年の慣習と制度化された運営体制の下で、新参者の町内会長としては、これらの活動に「お付き合い」するしかなかった。

地域の医療と福祉を考える会議

昨年一〇月と今年一月に、社会福祉協議会・市役所地域保健課・地域包括支援センターなどが中心となって、「学区の医療と福祉を考える会議」が開催され、町内会長として出席した。「この会議は、地域住民と専門機関が、高齢者の暮らしの問題をテーマに、ともに情報を共有することを目的にしています」ということで、「高齢になっても、安心して暮らしていくため、顔の見える関係をつくりながら、地域のことを『わがこと』として共感する場として、つくられた」と第一回目の会議で説明があった。さらに「この会議では、活動を新たに生み出し、強制されるものではなく、高齢者の暮らしの問題に共感し、地域目線で考えることを大切にしていきます」とのことだった。

一回目の会議では、挨拶・自己紹介のあと参加者三二名（町内会長・社会福祉協議会〔以下、社協〕役員・民生委員・医師会代表・高齢者代表・社会福祉法人職員・市役所職員など）が、あらかじめ決められた四つのグループに分けられ、地域包括支援センター職員の「進行」の下に、グループワークをすることになった。各グループにも司会と記録係が配置され、参加者の意見を付箋紙に書き込み、テーマごとに模造紙の上に張り付けるというＫＪ法を用いて話がまとめられ、最後に各グループからの発表という段取りで進められた。

二回目の会議も同様の仕方で進められたので、「これは、ちょっとまずいなあ」と思い、以下のような考えをメールで学区の社協会長さんにお伝えした。

学区社協の会長さんにお伝えしたこと

「会議に参加させていただいて、早急に意見をまとめるかのような運営に違和感を覚えました。地域に暮らす人々の間には多様な認識・意見があることの方が健全であり、行政関係者や専門家が主導して意見をまとめても、それは参加者の本音・実感と乖離してしまうおそれがあるのではないでしょうか。最初から認識や意見の一致を求めるのではなく、まず認識や意見に違いがあることをお互いに知ることが大事かと思います。その違いは多くの場合、その人の立場や環境によるものですから、議論を重ねることによってお互いの状況を理解し合うことを当面の会議の課題としてはいかがでしょうか」。

学区社協の会長さんからのお返事

学区社協の会長さんからは、早速、以下のような大変丁寧なお返事をいただいた。

「二回の会議は、このような場に初めて参加する方、まったく関心のなかった方にとっても、発言ができるよう必要なウォーミングアップのための機会としてやむを得ないのかなと思っています。私自身も昨日の話し合いの中でグループワークが広く様々な意見を多方向で話し合ううえで、ふさわしいのかと感じていました。特に今回の会議の趣旨は、スケジュールと目指すところが想定されている計画策定や成果を求める会議ではないと思っております。様々な意見をすくいあげ参加者の相互理解、認識が深まるよう、今後、会議の持ち方、テーマの設定、議論の進め方など工夫が必要かと思います」。
　この会長さんのもとで、会議はきっと地域住民が相互の理解を深め合い、地域の課題を考えていく場になると思う。

「地域共生社会」への参加に要注意

　近年、小学校区・中学校区単位で全国の市町村が、「地域の医療と福祉を考える会議」を推進している。この背景には、安倍首相が唱える「ニッポン一億総活躍プラン」がある。安倍首相の意を受けて、厚生労働省は「『我が事・丸ごと』地域共生社会実現本部」を立ち上げた。その第一回会議で「今般、一億総活躍社会づくりが進められる中、福祉分野においても、パラダイムを転換し、福祉は与えるもの、与えられるものといったように、『支え手側』と『受け手側』に分かれるのではなく、地域のあらゆる住民が役割を持ち、支え合いながら、自分らしく活躍できる地域コミュニティを育成し、公的な福祉サービスと協働して助け合いながら暮らすことのできる『地域共生社会』を実現する必要がある」とその「趣旨」が述べられている。
　ここで紹介した私の経験から思うことは、地域住民の参加の仕方については、地域住民は納得のいくまで議論すべきであるし、異論の存在も許されなければならない、また参加する自由も参加しない自由も保障されなくてはならない、ということである。

――「くらしと自治・京都」二〇一八年五月号より

（佐藤卓利）

閉会挨拶

立命館大学経済学部　副学部長　久保壽彦

司会　最後に、閉会の挨拶でございます。本学経済学部の副学部長の久保から、ご挨拶をさせていただきます。

久保　経済学部の副学部長の久保でございます。本日は、堀田先生、藤本部長様、森本所長様、貴重なご講演、ご報告を本当にありがとうございました。それから会場の皆様方も、最後まで私共にお付き合いいただきまして、ありがとうございます。厚く御礼申し上げます。本来でしたら、今日の堀田先生、藤本様、それから森本様に対する所感を、一人ずつ申し上げるべきところだと思いますけれども、時間の関係もございますので、それは差し控えたいと思います。

私が本日感じましたことは、一言で言いますと、やはり現場主義です。堀田先生は住民主体という言葉でおっしゃっておりましたけれども、やはり現場からの発信を、どのように行政が受け止めて、改善していくのかというところが、やはり最大の課題ではないのかと、このように思っております。

それから最後になりますけれども、立命館大学の経済学部では、二〇一九年の四月から、地域連携と地域マネジメントに関係するコースを大学院に新設いたすべく、今、検討中でございます。したがいまして、多くの経済学部の教員が、地域と関わっていろいろな活躍をしてくれていますけれども、その教員の英智を結集し、いかに体系的に地域に貢献できるのか、地域に還元できるのかというようなところをこれから一年少しかけて考えてまいりたいと思います。

今日は、医療と介護を巡る住民、事業者、行政の役割を考えるということが、サブタイトルで付いておりますけれども、次回、このようなシンポジウムが開かれました際には、大学の役割をどのように考えるかということもぜひ組み入れていきたいなと思っております。本日は、本当に長い時間どうもありがとうございました。また引き続き、立命館大学、立命館大学社会システム研究所、経済学部をご支援いただきますようにお願いいたします。これで終わらせていただきます。ありがとうございました。

司会　以上を持ちまして、本日の公開学術シンポジウムを終了させていただきます。

佐藤　どうもありがとうございました。

《著者紹介》

堀《ほっ》田《た》　力《つとむ》

公益財団法人さわやか福祉財団 会長／弁護士

1934年生まれ．京都府出身．京都大学卒業後，1961年検事任官．1976年東京地検特捜部検事としてロッキード事件捜査を担当．91年に退官，弁護士登録．さわやか法律事務所及びさわやか福祉推進センター（1995年財団法人，2010年公益財団法人）開設．

にっぽん子育て応援団団長，「高齢社会 NGO 連携協議会」共同代表，厚生労働省の高齢者介護研究会座長，日本プロサッカーリーグ裁定委員会委員長などを務める．さわやか福祉財団会長として国や市町村に提言するなど，全国各地で強力に絆のある地域づくりを推進中．近著に『初めて部下を持つあなたへ』（こう書房，2014年），『「共助」のちから』（実務教育出版，2014年）など．

藤《ふじ》本《もと》武《たけ》司《し》

滋賀県健康医療福祉部 部長

1958年生まれ．滋賀県出身．京都大学法学部卒業後，1981年４月滋賀県庁に入庁．秘書課長，健康福祉政策課長，管理監（医療福祉推進課長事務取扱），総務部次長，病院事業庁理事，健康医療福祉部長などを経て，2018年４月から総務部長（現職）．

森《もり》本《もと》清《きよ》美《み》

社会医療法人 誠光会 指定居宅介護支援事業所きらら 所長

兵庫県出身．京都第一赤十字看護専門学校卒業後，同病院等で看護師勤務．

1995年より草津市野村在宅介護支援センター所長．2000年より社会医療法人誠光会指定居宅介護支援事業所きらら所長，現在に至る．

佐《さ》藤《とう》卓《たか》利《とし》

立命館大学経済学部 教授／立命館大学社会システム研究所 所長

1955年生まれ．北海道出身．1984年立命館大学大学院経済学研究科博士課程修了．1985年から1991年まで，広島女学院大学講師・助教授，1992年より現在まで立命館大学経済学部助教授を経て教授．2009年京都大学博士（経済学）．

現在，草津市あんしんいきいきプラン委員会委員長，京都地方最低賃金審議会会長などを務める．主な著書に『介護サービス市場の管理と調整』（ミネルヴァ書房，2008年），共著として『高齢時代の地域福祉プラン』（北大路書房，1995年），『介護サービスマネジメント』（ナカニシヤ出版，2013年）など．

生き方は自分で決める，そして逝き方も
——医療・介護・地域を見直す——

2018 年 11 月 20 日　初版第 1 刷発行　　＊定価はカバーに表示してあります

編者の了解により検印省略

著　者　堀　田　　力
　　　　藤　本　武　司
　　　　森　本　清　美
　　　　佐　藤　卓　利
編　者　立命館大学
　　　　社会システム研究所
発行者　植　田　　実
印刷者　田　中　雅　博

発行所　株式会社　晃　洋　書　房
〒615-0026　京都市右京区西院北矢掛町 7 番地
電　話　075（312）0788 番㈹
振替口座　01040-6-32280

装丁　野田和浩
印刷　創栄図書印刷㈱
製本　㈱藤沢製本

ISBN978-4-7710-3115-9